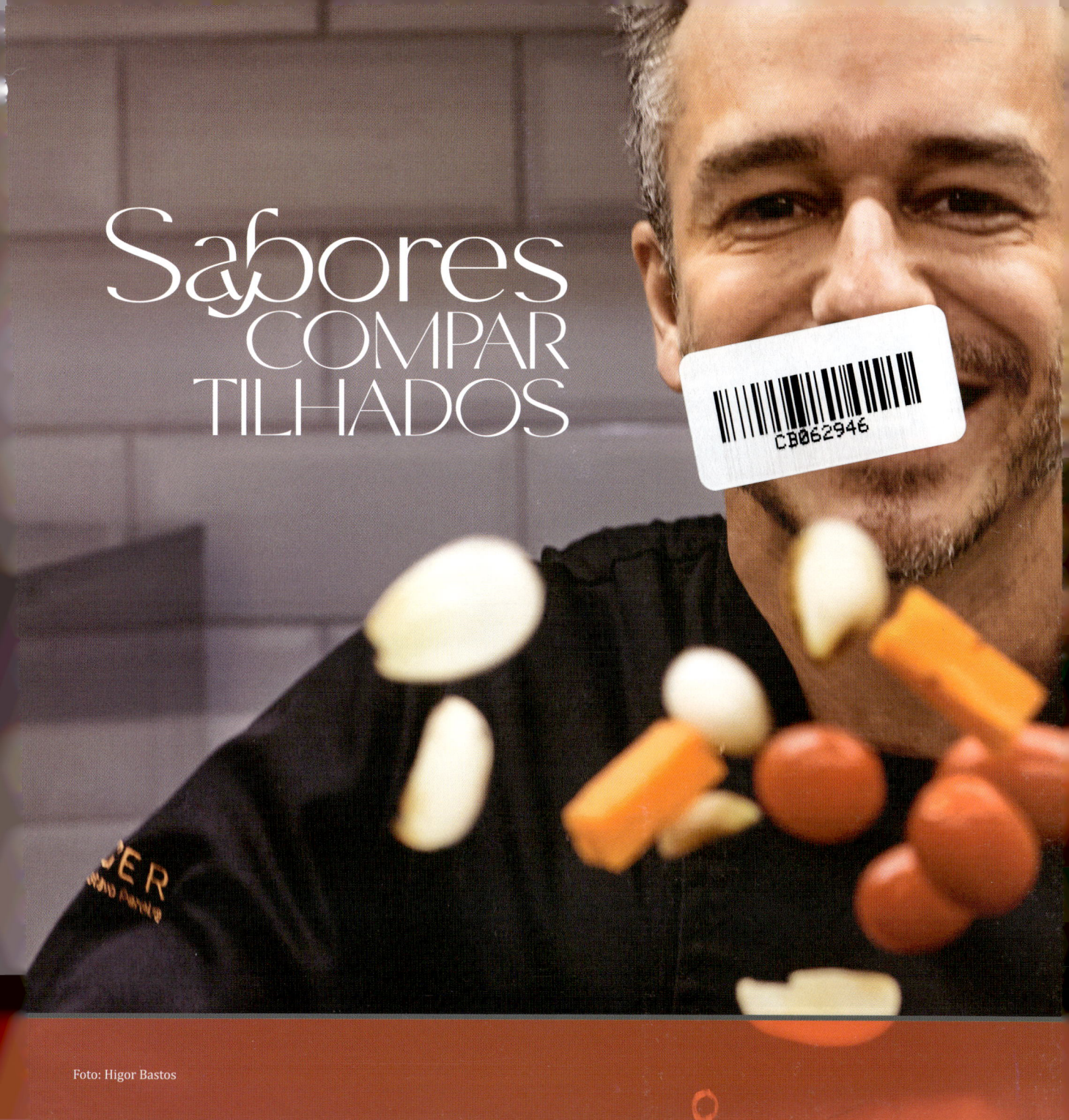

Sabores
COMPAR
TILHADOS

Foto: Higor Bastos

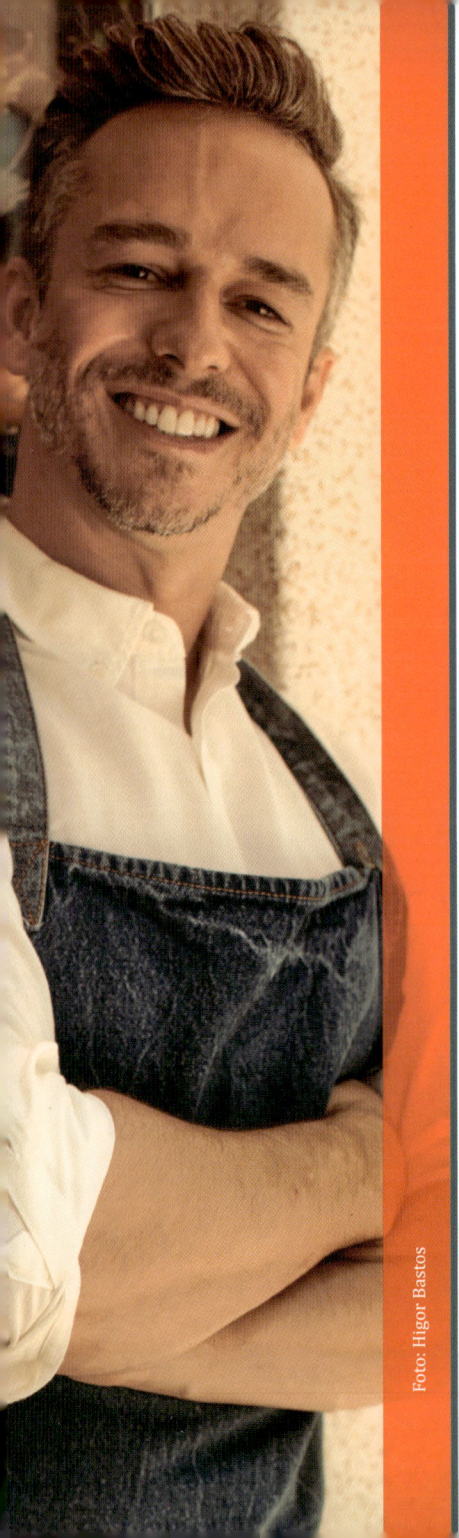

SABORES COMPARTILHADOS – A incrível história de Gustavo Pereira
© DISRUPTalks, 2022 – Todos os direitos reservados.
© Ricardo Viveiros

Editora Executiva: Caroline Dias de Freitas
Direção de arte: César Oliveira
Coordenação editorial: Ada Caperuto
Entrevistas e pesquisas: Dario Chaves, Laura de Araújo e Ricardo Viveiros
Compilação de pesquisas: Catarina Arimatéia
Revisão: Vero Verbo Serviços Editoriais
Imagens: Arquivos do biografado e de seus familiares; Higor Bastos; e Mário Amaral.
Foto da Capa: Higor Bastos
Pré-impressão, impressão e acabamento: *Expressão e Arte*
Projeto e realização
Ricardo Viveiros & Associados – Oficina de Comunicação
Rua Capote Valente, nº 176 – Pinheiros – CEP 05409-000
São Paulo – SP – Brasil – Tel.: (55-11) 3675.5444 – www.viveiros.com.br

1a Edição – Novembro/2022

**DADOS INTERNACIONAIS DE CATALOGAÇÃO NA PUBLICAÇÃO (CIP)
CÂMARA BRASILEIRA DO LIVRO, SP, BRASIL**

Viveiros, Ricardo

Sabores compartilhados - a incrível história de Gustavo Pereira. São Paulo: Editora Reflexão, 2022.

108 p.; 20,5x20,5 cm

ISBN: 978-65-5619-119-5

Livro de receitas. 2. Receitas. 3.Receitas e memórias. 4.Familia – Memórias. I. Editora Reflexão. II.Título.

CDU: 641.5

Ficha Catalográfica elaborada pela Bibliotecária Kelly dos Santos - CRB-8/9108

DISRUPTalks
Rua Almirante Brasil, 685 - Cj. 102 – Mooca – 03162-010 – São Paulo, SP
Fone: (11) 4107-6068 / 97651-4243
www.disruptalks.com.br | atendimento@disruptalks.com.br

Todos os direitos reservados. Nenhuma parte desta obra pode ser reproduzida ou transmitida por quaisquer meios (eletrônico ou mecânico, incluindo fotocópia e gravação) ou arquivada em qualquer sistema ou banco de dados sem permissão escrita da Editora Reflexão.

Foto: Higor Bastos

RICARDO VIVEIROS

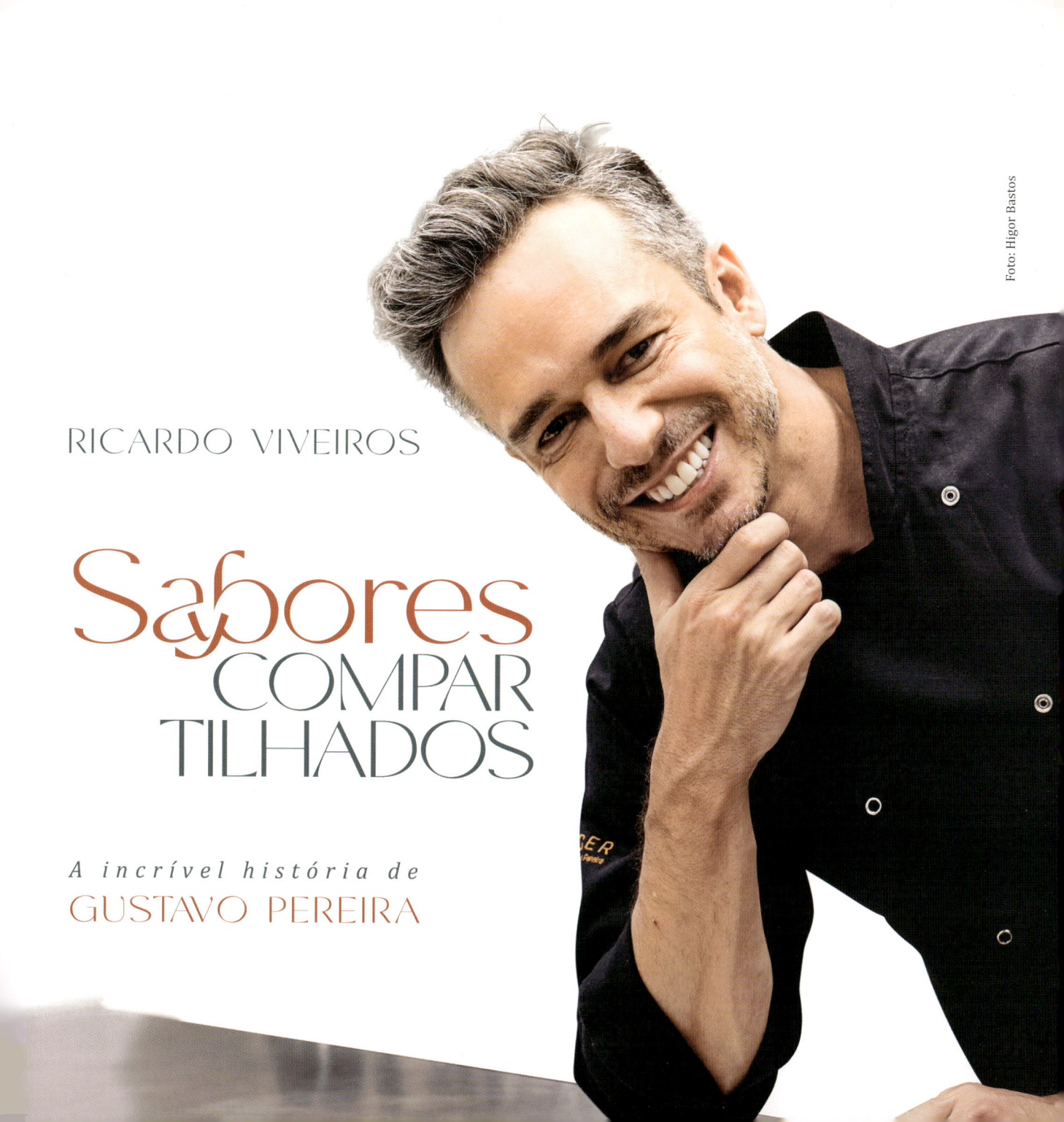

Sabores
COMPAR
TILHADOS

A incrível história de
GUSTAVO PEREIRA

Foto: Higor Bastos

"Comida é tudo o que somos. É uma extensão da sua história pessoal, da sua região, do seu bairro, da sua tribo, da sua avó. A comida é inseparável dessas coisas desde o princípio."

ANTHONY BOURDAIN

Sumário

Apresentação 6

    Capítulo 1 | Gastronomia, uma linha de tempo informal 9

    Capítulo 2 | Passaporte para o passado 22

    Capítulo 3 | Publicidade com louvor, gastronomia com amor 37

    Capítulo 4 | Cursos, recaída e aprendizados 50

    Capítulo 5 | Nasce a Partager Buffet e Gastronomia 64

    Capítulo 6 | A jornada continua 80

Receitas 92

Referências 104

Entre comer e saborear

É bem provável que os primeiros seres humanos, ainda primitivos na acepção do termo, comessem apenas para sobreviver. Naqueles tempos duros, era comer ou ser comido pelos outros animais também selvagens. Mas, por outro lado, podemos imaginar que, entre muitos, algumas mulheres e homens já buscassem o puro prazer da comida.

Talvez, até mesmo por isso, o conceito de gastronomia tenha começado nas primeiras tentativas de, além do cru, fazer o grelhado, o cozido, a fritura e por aí em diante. Quem sabe, na sequência, até mesmo a iniciativa de temperar com ervas? Mais tarde, a gastronomia se mostrou tão relevante que foi incluída nas festividades, comemorações, encontros especiais. Um banquete era algo muito além de consagrar uma conquista, mas o direito ao puro prazer da comida como um prêmio.

E a religiosidade – presença constante na vida humana – consagrou o pão e o vinho como celebração. A comida é um ato de fé. E essa mesma crença gerou as festas pelas boas colheitas, quando se agradecia a Deus com fartas mesas, fruto da transformação criativa dos alimentos em pratos atraentes e saborosos.

Quando em tempos mais modernos a Revolução Industrial trouxe inovações, em cada uma delas – comprovando a relevância da gastronomia – vieram equipamentos, utensílios, aparelhos elétricos, enfim, um instrumental capaz de proporcionar aos especialistas da culinária melhores condições de aperfeiçoar suas criações.

A Europa, sempre requintada, mostrou ao mundo que a gastronomia é arte. E, como tal, precisaria de um tratamento científico, em que o comer apenas para sobreviver deu lugar ao comer para ser feliz. E, assim, surgiram os restaurantes, desde os mais simples aos mais luxuosos – todos, entretanto, locais para realizarmos sonhos, conquistarmos prazeres. E somando talentos, muitos deles com shows teatrais ou musicais, decoração com obras de pintores e escultores das respectivas épocas.

Os conquistadores que invadiram o Brasil em 1500 e os diferentes povos que para cá vieram como escravizados ou não têm fundamental importância na construção de uma diversificada e rica gastronomia brasileira. Em muitos casos, elaborando uma fusão com a culinária dos indígenas, os donos da terra tropical que já ofereciam múltiplas espécies de carnes, além de verduras, legumes, cereais, frutas, especiarias. E dos produtos extraídos na agricultura surgiram até bebidas, como a aguardente feita de cana-de-açúcar.

Como se pode observar, nesse amplo contexto e também originário da Europa, o *chef* de cozinha chegou ao Brasil. A profissão passou por um longo período e por uma sofrida luta para conquistar o merecido respeito, o que inclui, hoje em dia, os cursos técnicos e superiores de Gastronomia. Sem dúvida, dois fatores, entre outros, são relevantes na história dessa ciência/arte: criatividade e inovação.

Quando conheci Gustavo Pereira, não foi por acaso. Um amigo comum havia nos presenteado com um bolo de chocolate assinado por ele. Não era simplesmente mais um doce, era algo inusitado, revolucionário e muito, muito saboroso – provocador de alegrias. Tempos depois, o mesmo amigo nos deu uma caixa de brigadeiros feitos por ele. Foi impactante. E aí falou mais alto a alma do jornalista e do escritor, resolvi então conhecer esse cientista/artista que mais lembrava um alquimista, um mágico do sabor. E lá fui eu à Partager.

Um moço simpático, atencioso e muito interessante era o *chef* que criava tais delícias em um

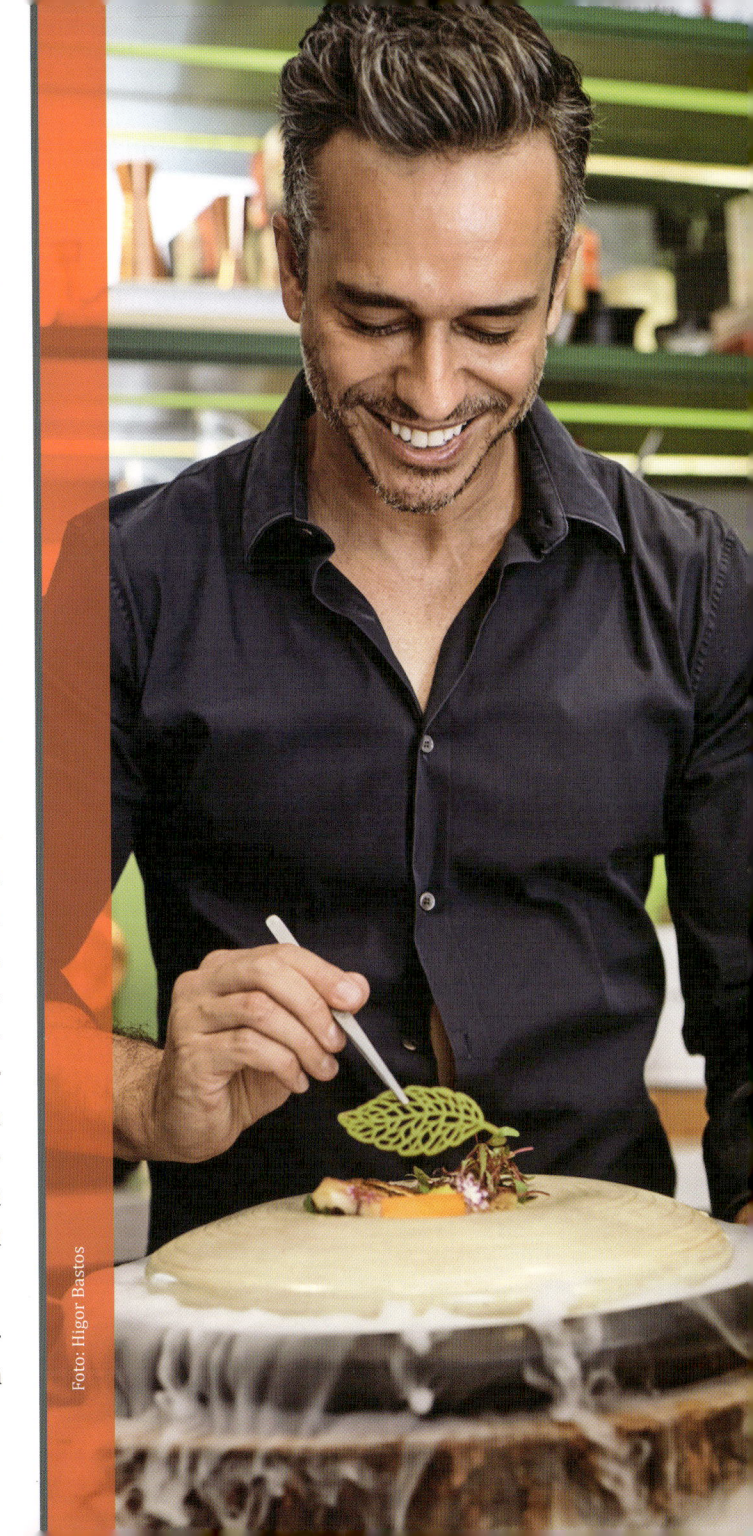

Foto: Higor Bastos

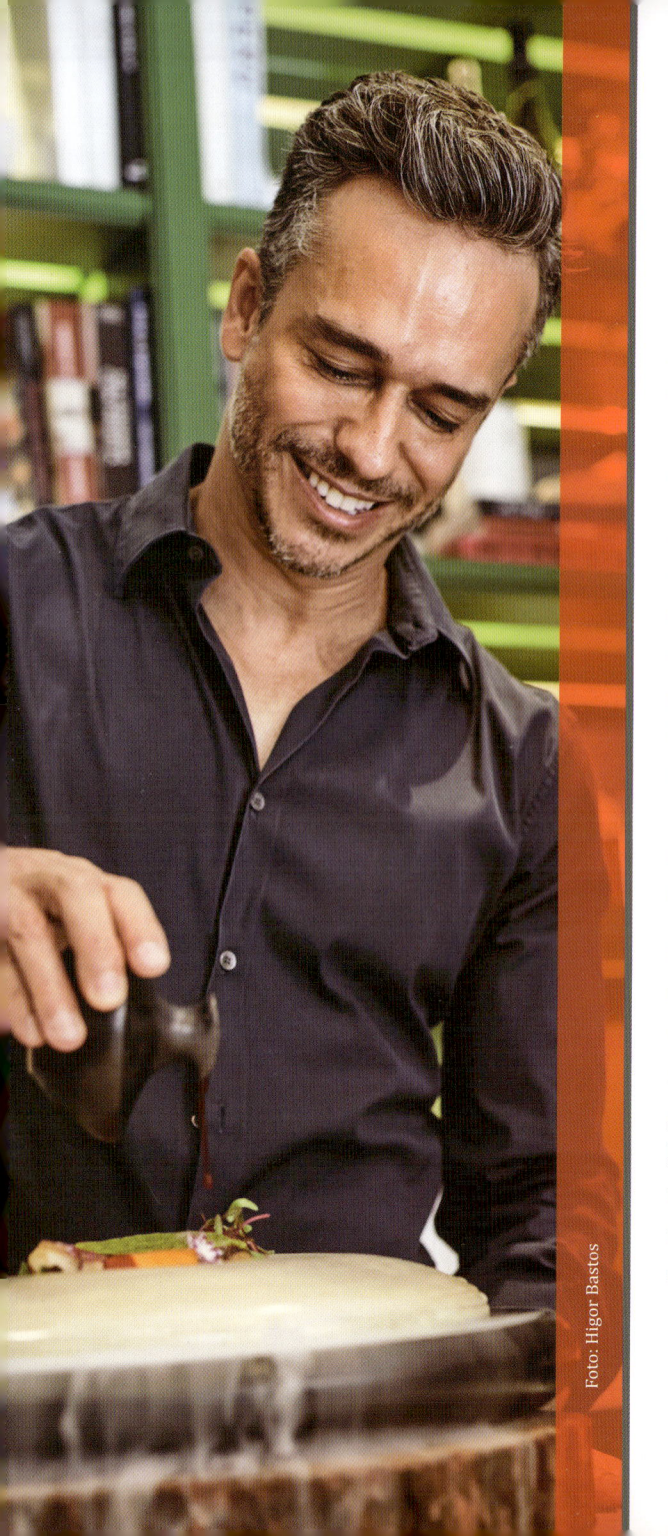

ambiente charmoso e aconchegante. Experimentei outros prazeres do paladar. Sempre nada igual ao que eu já havia saboreado em 114 países pelos quais, até agora, passei no ofício de garimpar conteúdos, descobrir fatos jornalísticos que interessem à sociedade. Foi quando, ao sabor de um café – também inédito –, feito na hora pelo Gustavo Pereira, ouvi sua história de vida. E me surpreendi outra vez. Porque, embora jovem, o *chef* já havia trilhado uma longa e consistente estrada profissional.

Foi quando entendi o porquê tudo o que esse *chef* cria e serve é "fora da caixinha", transcende o "mais do mesmo". Ele foi um publicitário muito bem-sucedido e se tornou um *chef* igualmente vitorioso. E movido não apenas pela pesquisa e pelo desejo de inovação constantes mas inspirado pela sensibilidade e pelo amor trazido dos tempos de criança, quando aprendeu a cozinhar com sua avó materna. E guarda com carinho, no coração e na mente, a origem de sua paixão pela gastronomia – o fascinante livro de receitas de dona Aydil.

Daí a escrever essa biografia, somada à trajetória da Partager, foi um desafio que resolvi enfrentar. Até porque criatividade e inovação representam muito para mim, sem falar que nunca abri mão da felicidade que a boa gastronomia oferece. Aqui, nas próximas páginas deste livro, você encontrará uma história que bem poderia ser um romance, uma telenovela, um filme – mérito do Gustavo Pereira. Tudo é pura realidade, fruto do lado divino da vida. Leia e saboreie!

RICARDO VIVEIROS

Foto: Higor Bastos

Gastronomia, uma linha de tempo informal

Do fogo ao fogão

Dos cadernos manuscritos das vovós, escritos com letra caprichada e temperada com afeto, aos tutoriais de todos os tipos de iguarias que há na internet, a gastronomia tem percorrido um longo caminho. Na prática, a saga da alimentação humana começou bem antes que uma avó dedicada colocasse no papel como fazer aquela lasanha disputada nos almoços de domingo em família. Alguns bons milhões de anos atrás, na verdade.

A história da alimentação nasce com a descoberta do fogo. Sinais de carvão foram descobertos em rochas de mais de 420 milhões de anos, do período Siluriano. Provavelmente, o homem só interagia com os raios que caíam perto e formavam faíscas há 1,5 milhão de anos, numa perspectiva otimista. Ou há 400 mil anos, de um ponto de vista mais conservador.

Foi na Idade da Pedra, por volta de 7 mil anos a.C., com a perícia do *Homo erectus*, que o fogo teve o uso controlado. Antes, as faíscas surgiam, o fogo acontecia e o hominídeo aproveitava para assar seu pedaço de caça mais suculento. Quando o fogo apagava, a alegria acabava. Ele ainda não sabia como reproduzir aquela chama que não só aquecia, iluminava, espantava bichos e insetos mas também cozinhava e assava os alimentos, deixando-os bem mais apetitosos do que abocanhados ainda crus.

Quem sabe nesse momento os gostos, as preferências e as aversões na gastronomia já começaram a ser delineados. Talvez seu amigo da caverna ao lado preferisse a carne mais queimada e sua mulher quisesse um pedaço de caça um pouco mais tenro. E não dá para descartar

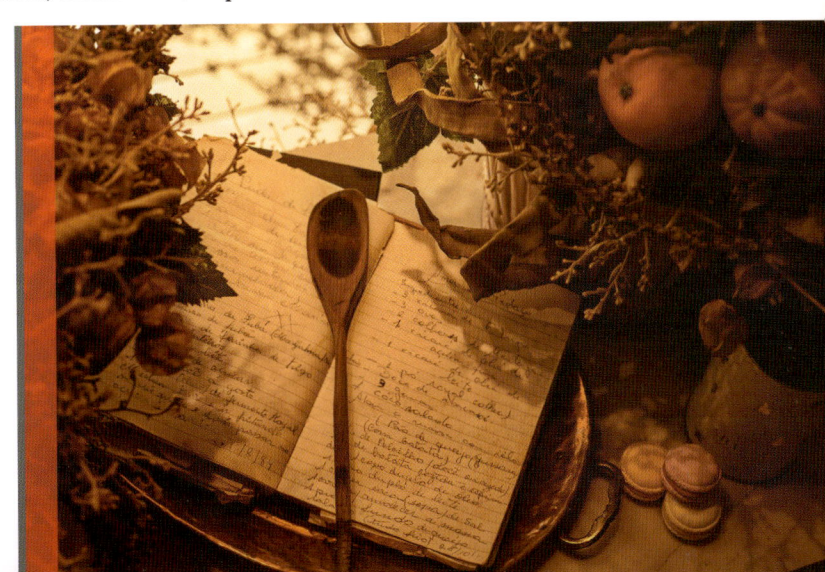

Foto: Higor Bastos

que algum purista desejasse a carne malpassada, só com um chamuscar do fogo.

Infelizmente, não há livros de receitas dos homens das cavernas, nem desenhos em rochas que levem a imaginar quais os gostos culinários da época – embora, naqueles remotos tempos, já existisse a vovó. A gastronomia documentada, como se conhece hoje, teve seu embrião apenas algumas centenas de anos antes da era cristã.

Os primeiros gourmets

Comer bem e fartamente não é privilégio do homem contemporâneo. Na época da dinastia dos faraós Ramsés, entre os anos 1.300 a.C. e 1.100 a.C., a carne de boi era a preferida. Os bovinos dividiam-se em *iua* (bois imensos e gordos), *undju* (bois menores, normalmente sem chifres) e *nega* (grandes e selvagens, não permitiam confinamento). As mesas também recebiam carnes de gazela e antílopes. A galinha não era conhecida. Quem preferia carne branca podia optar por pombos, patos e gansos. Ou peixes. Cebola e alho eram estrelas na cozinha. O alho-poró chegou a ser mencionado em antigos papiros, com grande reverência.

No século V a.C., Heródoto, historiador e geógrafo grego, registrou um fato histórico-culinário: os operários que construíram a pirâmide de Quéops chegaram a comer 1.600 "talentos de prata" em alho, cebola e rabanete. Impossível fazer a conversão do valor para a moeda atual, mas supõe-se que seja uma quantia bem expressiva.

Laranja não existia. Nem limão. Muito menos banana. Entretanto, a melancia e o melão eram consumidos regularmente. Para adoçar os alimentos, o mel.

Comia-se bem, provavelmente sem a sofisticação que surgiu algumas centenas de anos depois, quando as iguarias passaram a ser documentadas e até criticadas publicamente, por meio impresso.

No século IV a.C. nasceu Archestratus – ou, em português, Arquéstrato –, autor do primeiro guia gastronômico que se tem notícia. Sabe-se que ele nasceu na Grécia, mas não é possível precisar a cidade de seu nascimento. Para alguns historiadores, ele nasceu em Gela; para outros, em Siracusa, na época território grego, hoje italiano.

Diante da importância de seu poema *Hedypatheia*, escrito em hexâmetros – uma forma de métrica –, a cidade em que nasceu torna-se irrelevante. Bem-humorado, o poema, que em tradução livre significa "vida de luxo", revela os gostos culinários da aristocracia grega, dá conselhos e indica onde encontrar os melhores peixes, temperos, vinhos. Para ele, a culinária era uma arte.

Hoje, o poema se perdeu quase totalmente, restando apenas 62 fragmentos, suficientes para considerá-lo o "Pai da Gastronomia".

De acordo com a arqueóloga grega Georgia Karamitrou-Mentesidi, Arquéstrato deixou como um de seus principais legados cinco regras sobre o saber cozinhar:

1. Utilizar alimentos crus de boa qualidade.
2. Combinar com harmonia os produtos.
3. Evitar molhos quentes e temperos.
4. Preferir molhos mais leves para saborear melhor a refeição.
5. Utilizar temperos com moderação, para não interferir nos sabores naturais dos alimentos.

Há também outros bons conselhos gastronômicos dirigidos aos leitores da época; Arquéstrato criou o "mapa da mina" dos melhores pratos, conforme mostram os fragmentos sobreviventes. Veja uma pequena amostra:

> "E se você vier à cidade sagrada da famosa Bizâncio, exorto-o novamente a comer um bife de atum de alta temporada, pois é muito bom e macio."
>
> "Não permita que ninguém se aproxime de você quando você assar lobo-marinho, nem Siracusa nem Italiote, pois eles não sabem prepará-los decentemente. Eles os estragam e fazem uma bagunça com os queijos e polvilhados de vinagre líquido e salmoura de silphion."
>
> "Mas se você for para a próspera terra de Ambracia e, por acaso, vir o peixe-javali, compre! Mesmo que custe seu peso em ouro, não saia sem ele, para que a terrível vingança dos imortais não sopre sobre você, pois este peixe é a flor do néctar".[1]

Da Grécia antiga para a Roma antiga, aproximadamente quatro centenas de anos separam a história dos dois primeiros grandes gastrônomos: Arquéstrato e Marcus Gavius Apicius.

---

1 SOARES, Carmem. *Arquéstrato, iguarias do mundo grego*. Guia Gastronómico do Mediterrâneo Antigo. Coimbra: Imprensa da Universidade de Coimbra, 2016.

Nascido por volta de 25 a.C., o romano Apicius era muito rico e apaixonado pelos prazeres da mesa e não poupava a fortuna em experimentos culinários, como criar pratos com calcanhar de camelo, crista de aves, língua de pavão ou rouxinol, além de engordar gansos com figos secos e fazendo-os beber vinho e mel. Para ele, a carne ficava bem mais saborosa depois dessa "técnica" bastante questionável.

Apicius teve um fim trágico, suicidando-se com veneno depois de se tornar pobre. Seu grande legado foi a obra *De re coquinaria,* considerado o primeiro livro de receitas conhecido. Ele descreve pratos e dá dicas de alimentos e de bebidas, sobretudo o vinho, ensinando até "do vinho preto fazer o vinho branco".

Para manter as carnes frescas, ele sugere que sejam cobertas com mel, alertando os leitores que esse tipo de alimento não dura muito no verão. E afirma que a carne salgada pode se tornar doce se for cozida primeiro no leite e só depois na água. Vale conferir.

Nasce a gastronomia. A palavra.

Apesar de a preocupação com a alimentação atravessar milênios, o termo "gastronomia" parece ser bem mais recente, tendo sido criado em 1801, com o poema *La Gastronomie*, do francês Joseph Berchoux (1761-1838). Contudo, a origem da palavra também costuma ser atribuída a Arquéstrato. Aliás, curioso observar como poesia e gastronomia têm ligações históricas.

A palavra "gastronomia" é a junção de "gastro" (estômago) e "nomia" (leis, normas), de origem grega, em tradução livre seria "as leis do estômago". Hoje, o conceito tem conotação ampla, incluindo não apenas o aspecto culinário mas também harmonizações, utilização dos sentidos, aspectos culturais e instrumentos, máquinas e ferramentas a serem utilizados durante o preparo de alimentos. Escolas de gastronomia também costumam incluir em suas grades cursos de gestão hoteleira ou de cozinha.

Na época de Berchoux, a gastronomia restringia-se às delícias da alimentação, misturada com aspectos sociais.

A tradução portuguesa, feita por Manoel Joaquim da Silva Porto em 1842, de *La Gastronomie* – ou, em português da época, *A gastronomia ou Os prazeres da meza* – mostra o clima degustativo de então. Um pequeno trecho do poema já permite perceber um pouco dos gostos culinários dos comensais franceses do século XIX:

"Á meza eu vejo já chegar a sopa,
De excellente jantar certo presagio:
É necessario que ella seja gorda,
Que o gosto em si contenha do presunto,
E succos vegetaes corem seu caldo;
É necessario que com ella venhão
Tambem alguns diversos acipipes
Que de aguçar os apettites servem
Mas não vos cegue este primeiro engodo,
O qual as vossas forças trahiria:
Preludios só fazei nestes prazeres,
Qual sylpho esvoaçai sobre as comidas:
Do zangão imitai o voo incerto:
Elle de cada flor procura o calyx,
Com cautela o despoja, e com reserva,
E deixa apenas o sinal do furto,
Não se detem sobre a recente roza,
Da qual com agra dôr elle se aparta;
Mas moderar os seus dezejos sabe
Para vir a gozar novos prazeres."

A França também presenteou o mundo com os trabalhos do aristocrata, jornalista e advogado Alexandre Balthazar Laurent Grimod de la Reynière, ou simplesmente Grimod de la Reynière, considerado o pai da crítica e do jornalismo gastronômicos. Suas mãos eram deformadas desde que nasceu, em 1758, o que não o impediu de escrever e comer com a ajuda de uma prótese metálica.

Com altos e baixos financeiros, ele recorreu às letras para ganhar a vida. Primeiro, escrevendo sobre teatro. Depois, sobre os restaurantes da Paris do século XVIII. Mas o grande sucesso veio com os guias *L'almanach des gourmands*, publicados anualmente de 1803 a 1812. Um guia dos restaurantes em que valia a pena deixar os francos franceses da época.

Do lado de cá, caldeirão multigastronômico

Enquanto a Europa já engatinhava em suas publicações culinárias, o descobrimento do Brasil pelos portugueses anunciava a imensa riqueza gastronômica que se estabeleceria no país. A nobreza trouxe a tradição e as receitas de Portugal, que logo se encontraram com as culinárias indígenas e africanas.

De Portugal, destaque para os doces que conquistaram o país e até hoje continuam firmes entre as preferências nacionais, como o quindim, o pudim de leite, a ambrosia, as frutas cristalizadas.

O quindim tem história curiosa. Nasceu em um convento da região de Leiria. Para engomar roupas, as freiras utilizavam clara de ovos, as gemas sobravam. Até que uma das religiosas teve a ideia de adoçá-las e misturar amêndoas. Estava pronto o quindim. Deu tão certo que ultrapassou os muros do convento e ganhou o mundo. A receita chegou ao Brasil, mas, como a amêndoa não era um ingrediente tão disponível na época, ela foi substituída pelo coco.

Nenhuma surpresa. A culinária brasileira foi feita de misturas, ousadias e deliciosas apropriações gastroculturais. Dos indígenas, herdamos, entre tantas outras iguarias, a mandioca e seus muitos derivados – como a farinha, que até hoje está presente nos pratos brasileiros de norte a sul do país. No norte, o açaí, a maniçoba, o pato no tucupi e o tacacá tornaram-se patrimônio dos estados, principalmente do Pará.

Da África, vieram o azeite de dendê, o feijão-preto, a pimenta-malagueta.

O cruel período da escravidão levou os escravos a utilizar as sobras das comidas dos patrões para se alimentarem. Pés, rabos e orelhas de porco, misturados com carne-seca e feijão-preto, transformaram-se na feijoada – embora a mistura de carnes dentro de caldos já existisse na Europa. Feijão amassado, camarão e temperos fritos no azeite de dendê deram origem ao acarajé. Para o vatapá, recorria-se à papa de farinha de mandioca com azeite de dendê e pimenta, acompanhada de peixes e frutos do mar.

E qual é a história do bom e tradicional feijão com arroz? Não faltam versões para a origem dessa mistura tão amada no Brasil. De acordo com o livro *Histórias, lendas e curiosidades sobre a gastronomia*, de Roberta Malta Saldanha, a dupla foi instituída no século XVIII, quando Dom João VI mandou incluir o arroz na alimentação dos soldados. Nesse período, o feijão ainda era considerado um alimento "menor", servido apenas aos escravos. Entretanto, não demorou para que o arroz e o feijão se encontrassem pela primeira vez em algum prato e não se separaram mais, tornando-se uma dupla ícone da alimentação nacional e, segundo os estudiosos, de alto valor nutritivo.

O arroz já existe na China há mais de 12 mil anos. No Japão, há 7 mil e durante muito tempo serviu como moeda de troca no país.

No Brasil, o arroz aportou por volta de 1550, no litoral de São Paulo. Apresentado aos brasileiros pelos portugueses, logo tornou-se um alimento-chave. No início, sua cor era avermelhada. O arroz branco só foi introduzido posteriormente. Foi tão bem recebido que passou a ser cultivado.

O feijão, por sua vez, é um senhor de, pelo menos, 10 mil anos, segundo descobertas arqueológicas no Peru. Espalhado pelo mundo, passou a frequentar pratos nas Américas, na Europa e na Ásia. Como conseguiu viajar por países tão distantes ainda é uma incógnita, a hipótese mais aceita é a de que tenha sido levado por guerreiros e soldados nas inúmeras conquistas mundo afora, visto que fazia parte da alimentação de tropas desde a Antiguidade.

Gastronomia impressa

Com o crescimento da culinária local, foi inevitável surgir a primeira publicação brasileira: *Cozinheiro imperial ou nova arte do cozinheiro e do copeiro em todos os seus ramos*, publicada em 1839 pela editora Laemmert, no Rio de Janeiro. A obra teve dez edições. Do autor, só é possível saber as iniciais, R.C.M, que no livro se intitula chefe de cozinha. Quase como um subtítulo, ele já descreve o conteúdo: "as mais modernas e exquisitas receitas, para que com perfeição e delicadeza se preparem diferentes sopas e variadíssimos manjares de carne de vacca, vitela, carneiro, porco e veado; de caris, vatapás, carurus, angus, moquecas e diversos quitutes de gosto exquisito; de aves, peixes, mariscos, legumes, ovos, leite; o modo de fazer massas e doces, precedido methodo para trincar e servir bem a mesa, com uma estampa explicativa e seguida de um dicionário de termos technicos de cozinha". Nota-se a utilização da palavra "exquisito" com "x", do espanhol, que significa "delicioso", "incrível".

R.C.M., apesar de pincelar as delícias locais, ainda enfatizava bastante os pratos europeus, sobretudo os portugueses e os franceses. Anos depois, entre 1860 e 1870 – a data exata da primeira edição perdeu-se no tempo –, foi lançado o livro *Cozinheiro nacional ou collecção das melhores receitas das cozinhas brasileira e européas,* pela editora Garnier, também com sede no Rio de

Janeiro. O autor desconhecido inicia com uma longa explanação sobre utensílios de cozinha, começando pelo fogão.

> *"[...] A primeira necessidade para que um cozinheiro seja perfeito, é um bom fogão, o qual lhe permita temperar o fogo, tornando-o mais ou menos forte, conforme a necessidade exigir, evitando, todavia, o calor excessivo, que prejudica a saude. Na Europa e no litoral do Brasil usa-se para isso de fogões de ferro, mas como o transporte d'esses para o interior se torna nimiamente dispendioso e difficil deve-se, pelo menos, usar de chapas de ferro furadas, as quaes assentão-se sobre tijolos."*

Recheado de receitas que privilegiam pratos e ingredientes encontrados no país, de sopas a uma anta guisada com quiabos, o livro é uma referência aos gostos culinários da época, com receitas úteis até hoje. Como uma simples sopa de galinha.

Para quem quer se arriscar no fogão com um prato típico do século XIX, é só anotar: *"toma-se uma gallinha gorda, que se limpa; corta-se em pedaços, e frige-se em trez colheres de gordura. Ajuntão-se-lhe em seguida oito garrafas de agua, deitão-se-lhe então salsa, folhas de cebola, um dente d'alho e umas pimentas da India, e despeja-se o caldo sobre farinha de milho ou de mandioca posta em uma travessa, e mexe-se tudo bem. A carne da gallinha é servida em um pote à parte".*

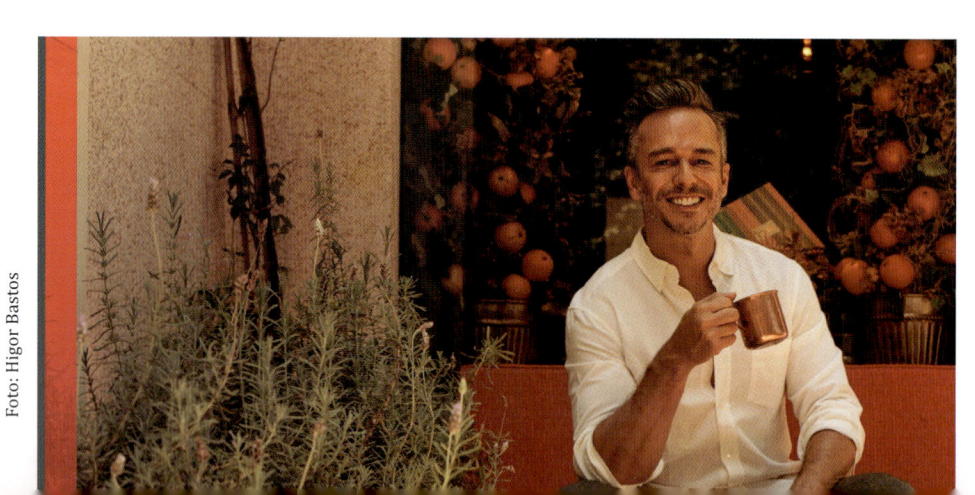

Foto: Higor Bastos

À mesa, um pouco daqui e dali

Delícias da época colonial ainda estão presentes em nossos pratos, mas a imensa riqueza gastronômica dos brasileiros deve muito também à imigração posterior, quando povos do mundo todo chegaram ao país trazendo importantes contribuições à culinária nacional.

E a macarronada da *mamma* no domingo, como fica? O macarrão nasceu na Itália, certo? Errado. Sua origem remonta à Antiguidade. Na China, encontraram resquícios de macarrão de 4 mil anos. Os babilônios e os assírios já o consumiam por volta de 2.500 a.C.

Durante muito tempo, imaginava-se que o macarrão teria sido levado da China para a Itália por Marco Polo. No entanto, os etruscos que moravam na região já conheciam a massa, em 400 a.C. Nessa época, os gregos, por sua vez, faziam um prato que alternava carne com massa de trigo, o que viria a ser o embrião da lasanha. Mas existe um fiel acompanhante do macarrão que leva assinatura italiana: o molho de tomate.

Há quem prefira lanches no fim de semana. Sem problema. O sanduíche nasceu nobre. O lorde inglês John Montagu (1718/1792), quarto conde de Sandwich (cidade histórica portuária do condado de Kent, na Inglaterra), era viciado em jogo de cartas. Tanto que não queria perder tempo com refeições prolongadas. Certo dia, ele pediu a um criado que preparasse algo rápido. Inspirado, o serviçal pegou dois pedaços de pão e colocou carne no meio. Simples assim. Nascia, nesse momento, uma lenda da culinária rápida. O *fast food*. No entanto, apesar de historiadores terem encontrado registros de que esse lanche é bem mais antigo, ninguém tira o mérito de o nome "sanduíche" ter nascido com o pedido do lorde inglês. A palavra foi registrada pela primeira vez em 1762. Em 2012, a cidade inglesa de Sandwich comemorou com grande festa os 250 anos do famoso lanche.

Vinho, por favor!

O número de pratos e petiscos é infindável. A cada momento, novas iguarias são criadas e batizadas. Mas o que seriam delas se não existissem os acompanhamentos? Um bom vinho, por exemplo.

Difícil descobrir sua origem exata. Como é um filho muito disputado, não faltam países para reivindicar a paternidade. Gregos, romanos e egípcios pleiteiam a invenção que, muitos afirmam, é dos persas. Para os gregos antigos, era um presente do Olimpo. No início da era cristã, imaginava-se que Noé havia plantado vinhedos, de acordo com informações do antigo testamento. Para outros, a origem pode ter sido por acaso – algumas uvas amassadas foram deixadas em algum recipiente e fermentaram. Nesse caso, bastou alguém provar aquele líquido estranho, gostar e passar a ideia adiante.

Escavações arqueológicas descobriram pinturas com rituais regados a vinho datadas de 5 mil anos atrás. E ao norte da Grécia, em uma região que atualmente se chama Georgia, antes pertencente à República Soviética, há indícios de sementes de uva (grainhas) milenares, datando de 8 mil a 5 mil a.C.

No Brasil, as primeiras videiras chegaram em 1532, com a expedição colonizadora de Martim Afonso de Souza. O primeiro a cultivar o vinho em nossas terras foi Brás Cubas, fundador da cidade de Santos, em São Paulo.

Eu vou para a escola estudar...

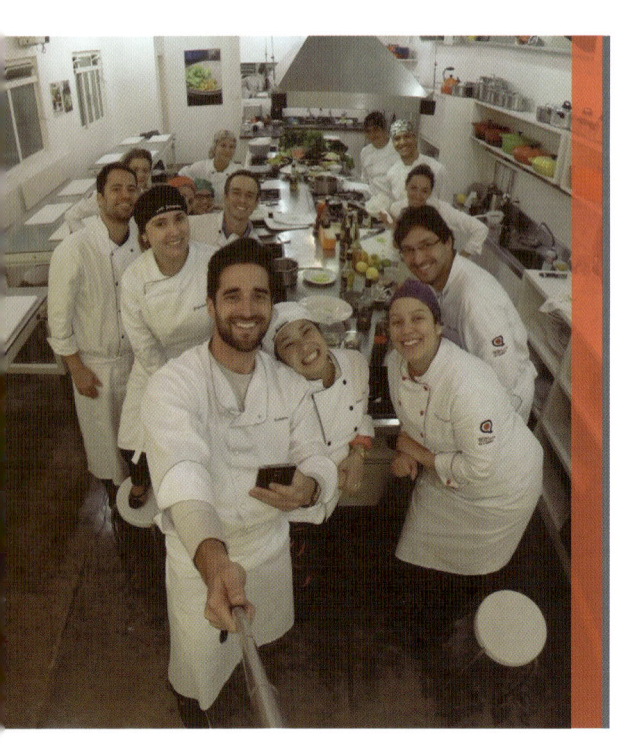

Bebidas e culinária caminham juntas, fazendo parte do imenso universo gastronômico, o qual é tão importante que, no decorrer do tempo, escolas de gastronomia foram abertas no mundo todo. Não que as receitas do caderninho da vovó não sejam relevantes, mas é possível aprimorá-las ou pensar em novas ideias com base nelas. Ou, ainda, vislumbrar novos horizontes e criar pratos que vão encantar comensais de todos os gostos e por todo o planeta.

Com seus cursos disputados pelos profissionais da gastronomia – ou por quem deseja ser –, as escolas contemplam os mais variados temas, de culinárias típicas a gestão de hotelaria. Destacam-se: Le Cordon Bleu e Ferrandi, na França (Paris); Apicius, na Itália (Florença); Culinary Institute of America, nos Estados Unidos (*campus* principal em Hyde Park, estado de Nova York); Kitchen Club, na Espanha e no Chile (Madrid e Santiago, respectivamente); Culinary Arts Academy, na Suíça (Lucerna e Le Bouveret); Auguste

Escoffier School of Culinary Arts, nos Estados Unidos (Boulder e Austin); Hattori Nutrition College, no Japão (Tóquio); entre tantas outras espalhadas pelos cinco continentes.

Similares em seus objetivos, mas diferentes em seus métodos, destacamos aqui três escolas: duas delas fazem parte da história da gastronomia há mais de 100 anos e a outra entrou no mercado há pouco tempo, ainda nem debutou – vai completar 15 anos em 2024. São elas: Ferrandi, Le Cordon Bleu e Kitchen Club.

Ferrandi

Sinônimo de sofisticação, inovação, criatividade e excelência em cursos, a escola parisiense Ferrandi é centenária. Fundada em 1920, ela está ligada à Câmara de Comércio de Paris, como membro do Conselho Interministerial de Turismo e do Comitê Estratégico da Atout France.

Uma joia francesa que tem orgulho de seus números: 2.500 alunos, 2 mil pessoas em treinamento, 200 professores, 40 cozinhas e laboratórios técnicos, 5 *campi* – Paris, Saint-Gratien, Bordeaux, Rennes e Dijon.

"Mais do que uma escola, a Ferrandi Paris é um lugar de descoberta, inspiração e intercâmbio, onde a gastronomia, a gestão, a arte, a ciência, a tecnologia e a inovação se unem", anuncia o portal oficial.

A lista de cursos e programas é longa, com ênfase em cozinha francesa, pastelaria, pão e panificação, fabricação de chocolate, gestão de hotelaria. Na grade de ensino superior, destacam-se: bacharel em Artes culinárias e Empreendedorismo, bacharel em Hotelaria e Gestão de restaurantes, mestrado em Gestão hoteleira, mestre especializado: Engenharia de produto na interface cozinha-indústria.

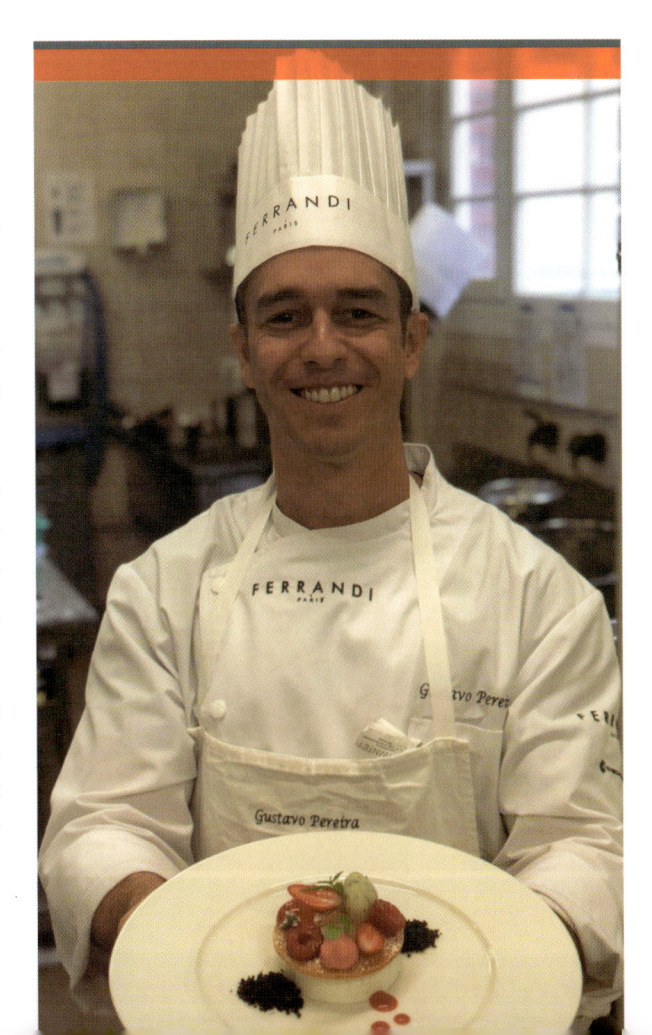

Moderna em seus 102 anos, a Ferrandi tem, entre seus pontos mais fortes, o ensino da execução das técnicas culinárias. As receitas são consequências, como mostra um dos mais importantes livros publicados pela escola, o *Grand cours de cuisine*, com 143 receitas ilustradas com mais de 1.500 fotos. A obra está disponível em francês, chinês, coreano, taiwanês, húngaro e espanhol. Como complemento a essa obra, foi lançado o *Le lexique culinaire*, um dicionário de termos da área, que está disponível apenas em francês e coreano. Já o livro *Pâtisserie: Toutes les techniques et recettes d'une école d'excellence*, sobre a *pâtisserie* francesa tem versões em francês, inglês, espanhol, chinês, coreano, taiwanês, japonês, russo.

Le Cordon Bleu

Tudo começou no papel. Há 127 anos, em Paris, a jornalista Marthe Distel percebeu uma lacuna entre as publicações periódicas da capital francesa: não havia revista de culinária. Aproveitando a brecha, ela lançou *La cuisinière Cordon Bleu*. O sucesso foi imediato.

Numa tradução livre, *cuisinière* pode significar tanto fogão como cozinheiro. *Cordon bleu*, literalmente, é fita azul, termo herdado dos cavaleiros do século XVI, que faziam parte da Ordem do Espírito Santo, na França, e usavam sobre as roupas uma cruz-de-malta presa a uma fita azul celeste. Desde essa época, *cordon bleu* passou a significar prestígio, distinção, valor.

No mesmo ano do lançamento da revista, em 1985, os assinantes foram convidados para uma aula de culinária. Era 15 de outubro e estava lançada a pedra fundamental da mais antiga e famosa escola gastronômica de todos os tempos.

Em 1933, Londres abriu a própria escola da fita azul. Em 1942, foi a vez de Nova York. Ao longo dos anos, várias outras escolas Cordon Bleu foram inauguradas pelo mundo. Em 2018, foi a vez do Rio de Janeiro e de São Paulo receberem a rede francesa de alta gastronomia.

Dois anos antes, em 2016, Paris apresentava ao mundo as novas instalações de sua famosa escola, com nada menos que 4 mil metros quadrados.

Hoje, a Le Cordon Bleu oferece cursos de culinária, padaria, pastelaria, confeitaria, gastronomia e nutrição, gestão hoteleira e um programa específico de vinhos e destilados, além de *workshops* para iniciantes. Um menu completo de programas para quem deseja ampliar e aperfeiçoar os conhecimentos gastronômicos.

Kitchen Club

Em 2008, o embrião da escola espanhola Kitchen Club nasceu de maneira bem informal, em um apartamento de Madrid, onde o arquiteto chileno Carlos Pascal dava aulas de culinária mais como *hobby* do que como atividade profissional. Não passava de uma aula por semana, até que ele e sua esposa María Gonzales, produtora de eventos, decidiram anunciar pela internet a atividade desenvolvida por Carlos. A receptividade foi acima do que imaginavam, a ponto de decidirem transformar as aulas soltas em um negócio de educação gastronômica. Em 2009, nascia oficialmente a Kitchen Club. Em 2010, ganhou sede em um espaço a poucos passos da Gran Via, endereço privilegiado de Madrid.

Como diferencial, Pascal apostou em aulas baseadas em *show cooking*, em que os alunos podiam tanto observar como realizar suas tarefas. A intenção, de acordo com o empresário-professor, era de que as pessoas se sentissem em casa e pudessem almoçar ou jantar assim que as atividades terminassem. Em 2012, foi inaugurada uma segunda sede do Kitchen Club, também em Madrid, espaço escolhido para combinar cursos com eventos. Dois anos depois, Santiago, capital chilena, abriu uma filial.

Os cursos oferecidos cobrem uma ampla gama da gastronomia mundial. Da cozinha basca à oficina de pizza, de pratos vegetarianos a rolos de sushi, passando pelas cozinhas chinesas, tailandesas e latino-americanas.

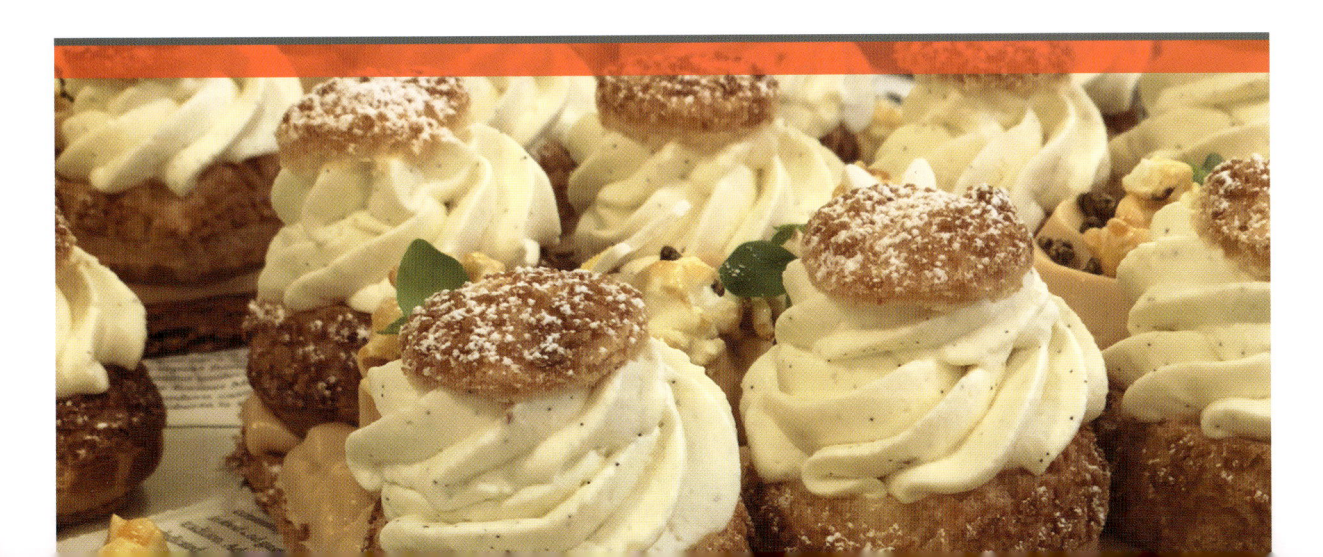

Passaporte para o passado

Do lado de cá do Oceano Atlântico, cerca de 8,5 mil quilômetros dos centros sofisticados da gastronomia parisiense, nascia em 21 de setembro de 1979, em Três Corações, Minas Gerais, o *chef* Gustavo Pereira, hoje proprietário de uma experiência única em gastronomia, a Partager, com sede em São Paulo, no Jardim América – bairro elegante da capital.

Com personalidades bem delineadas, a sofisticada Paris, a prática São Paulo e as acolhedoras Três Corações e Belo Horizonte se entrelaçariam no destino do filho mais velho da educadora e bióloga Regina Auxiliadora de Souza Pereira, hoje aposentada, e do engenheiro agrônomo Aníbal Andrade Pereira. Cada cidade cumpriu um papel em uma história que remonta ao início do século passado.

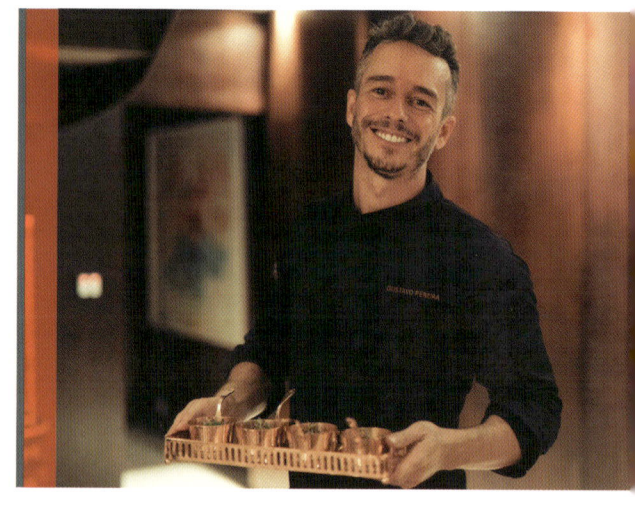

Raízes maternas

Regina nasceu em Cuiabá, Mato Grosso. Com pouco dias de vida, ela começou a viajar pelo Brasil, pois seu pai, militar paramédico formado em Educação Física, era constantemente transferido de cidade. Em uma dessas mudanças, a caçula Regina desembarcou com o pai Lizandro e a mãe Aydil em Três Corações, cidade de nome poético com diferentes interpretações. Para alguns, deve-se às voltas que o Rio Verde dá em seu perímetro, formando três corações. Para outros, três boiadeiros goianos apaixonaram-se por três moças da cidade, Jacira, Jussara e Moema, conquistando-as para sempre. A terceira versão conta que seu fundador, Tomé Martins da Costa, dedicou a primeira capela do local, construída em 1761, aos Sagrados Corações de Jesus, Maria e José.

Quem está com a razão? Ninguém sabe. A verdade perdeu-se no tempo. Fato é que Lizandro e Aydil se apaixonaram pela cidade. Durante um bom tempo, os três irmãos mais velhos de Regina – Landir, Lane e Louize – permaneceram em solo cuiabano, esperando o momento em que o pai pudesse levá-los para Minas Gerais.

Três Corações, que nasceu como distrito em 14 de junho de 1832 e se transformou em município 52 anos depois, acenava com boas possibilidades de trabalho para Lizandro e ótima qualidade de vida para a família. Na primeira parada, eles ficaram na cidade por aproximadamente cinco anos, até Lizandro ser transferido para o Rio Grande do Sul. Não permaneceram por muito tempo lá nos pampas e logo voltaram para a cidade mineira que, ao longo dos anos, tornou-se conhecida nacionalmente por ser o berço do rei Pelé.

O trabalho de Lizandro era reconhecido em Três Corações. Cada atleta que passava por lá requisitava os serviços dele como professor de Educação Física. Bem-acolhida pela hospitalidade mineira, a família lançou âncora na cidade, porém mantendo o contato com o lado mato-grossense.

Uma vez por ano, Lizandro colocava a mulher e os filhos no carro e partiam para Cuiabá. A viagem durava de cinco a seis dias, com paradas para dormir. Uma aventura, sobretudo para os pequenos. Vez ou outra, eles iam de avião, mas era raro. As viagens aéreas eram bem mais difíceis há 50 anos.

A maior parte da infância e da adolescência de Regina foi vivida em Três Corações, com exceção das viagens anuais. Anos maravilhosos, como ela costuma dizer. Regina competia em natação, jogava vôlei, frequentava bailes – típicos dos anos 1970 –, brincava no Carnaval, consolidava amizades que perduram até hoje. E ainda se deliciava com os quitutes da mãe, que se casou aos 15 anos. Apesar de formada em enfermagem, Aydil escolheu dedicar-se à família, elaborando e executando receitas, carinhosamente escritas em um caderno, que deliciavam a todos.

Rebelião

Por ser filha de militar, Regina também precisava ser perfeita nos estudos, o que ela tirava de letra. Sua agenda era cheia. Estudou balé, línguas, piano. Como não havia conservatório em Três Corações, ela ia com a irmã mais velha, Lane, estudar em Varginha.

Uma vida perfeita. Ou quase. No início da adolescência, ela sentia que faltava algo mais. Aos 14 anos, rebelou-se. Bateu o pé e não quis mais fazer balé nem estudar piano. Seu maior desejo era estudar em Belo Horizonte. E já havia decidido que estudaria Biologia, área pela qual sempre se interessou. Curiosa, passava horas no laboratório da escola pesquisando, buscando novos conhecimentos. E foi em Belo Horizonte que Regina cursou Biologia, na Pontifícia Universidade Católica (PUC/MG). Ótima aluna, destacou-se tanto em Zoologia que uma das professoras a convidou para substituí-la na União de Cursos Superiores (Unicoc), de Três Corações. Como experiência, levava no currículo um estágio no zoológico da capital mineira, aulas particulares ministradas para outros alunos e, até mesmo, aulas dadas em cursinho.

O encontro

Em suas andanças entre Três Corações e Belo Horizonte, Regina encontrou Aníbal, pela primeira vez, em uma praça da cidade interiorana. Na época, ele estudava Agronomia. Ela com 15 anos e ele com 24. Apesar da diferença de idade, tornaram-se amigos. Um dia, para fazer ciúme a um ex-namorado, Regina decidiu transformar a amizade em namoro, para a alegria de Aníbal. O casal encontrava-se apenas nos finais de semana, pois ele fazia faculdade em Lavras, cidade próxima, e sempre estava viajando.

Três anos se passaram. Nesse meio-tempo, uma tragédia aconteceu na família de Regina. Seu irmão Landir, de 26 anos, que tinha acabado de se formar em Engenharia, sofreu um acidente de carro em Belo Horizonte e faleceu. O pai revoltou-se e adoeceu. Um homem que, segundo a família, nunca havia ficado doente. Depois da morte do filho e de alguns problemas de saúde, Lizandro foi diagnosticado com câncer. Aydil, devastada pela dor, tentava administrar a casa, o marido doente e a filha solteira, Regina. Lane e Louize já haviam se casado. Uma delas com um militar, a outra com um engenheiro. Elas pouco ficavam em Três Corações. Então aos 27 anos, Aníbal tomou uma decisão: pediu a mão de Regina de 17 anos em casamento.

Em nome do pai

Tricordiano – gentílico de quem nasce em Três Corações –, Aníbal tem raízes italianas dos dois lados, do pai Oswaldo e da mãe Aparecida. Os antepassados de ambos vieram de Cosenza, ao sul da Itália, considerada uma das mais belas cidades da Calábria, cercada por sete colinas, assim como Roma. Milenar, um de seus maiores símbolos é o Castello Normanno-Svevo, construído nos anos 900 e que ainda mantém as características originais. Ao longo dos anos, além de abrigar membros da nobreza, foi prisão e igreja, sede militar e museu. Aberto ao público, hoje também é palco de eventos culturais. Apesar de ser um paraíso europeu, a América do Sul acenava com mais possibilidades de sucesso financeiro. Era o sonho de "fazer a América".

Houve um momento em que a família Morelli, da parte da mãe de Aníbal, deixou toda a tradição de Cosenza e veio tentar a sorte no Brasil. Aqui, o sobrenome ganhou um "A", tornando-se Amorelli. Os ventos brasileiros foram favoráveis aos novos imigrantes. Logo começaram a comprar terras e fazendas em Três Corações. Não demorou para a família crescer e expandir. E novos membros foram adicionados.

Quando Aparecida nasceu, seus pais e avós já estavam muito bem estabelecidos na cidade mineira. E foi lá que ela encontrou e se apaixonou por Oswaldo, um dos descendentes de uma família também com raízes italianas. Por coincidência, da mesma cidade de Cosenza.

Tradicional em Três Corações, o sobrenome Pereira impunha respeito e admiração. Cornélio Andrade Pereira, pai de Oswaldo, havia sido prefeito da cidade. Da união entre Aparecida e Oswaldo, nasceu Aníbal, Dilhermando, Anderson, Amílcar e Patrícia.

Casamento precoce

Quando Regina se casou com Aníbal, seu pai, Lizandro, estava acamado e não pôde levar a filha ao altar. Ele faleceu 22 dias após o casamento, quatro anos depois do saudoso filho Landir. O início do casamento não foi fácil. Apesar de a mãe, Aydil, ser mestre na cozinha, Regina não sabia nada de fogão. Precisou aprender na marra. Na mesma época, ela começou a trabalhar em uma universidade local. Uma vida corrida para a jovem recém-casada, que também não podia deixar de dar o suporte emocional de que a mãe tanto precisava.

Ela e Aníbal encontravam-se apenas nos finais de semana, visto que ele viajava bastante como engenheiro agrônomo do Banco Nacional, para atender os grandes agricultores. Nem por isso o casal deixava de passear – e "muito"–, como gosta de relembrar Regina. Viajavam sempre que a agenda dos dois abria uma brecha em comum. A vida seguia sem grandes obstáculos ou surpresas. Até que o inesperado aconteceu, pelo menos para o casal naquele momento: Regina estava grávida.

Gustavo, o primeiro filho

Para a mamãe de primeira viagem, receber a notícia da gravidez foi o maior susto da vida do casal. Regina já sonhava ter filhos e queria que o primeiro fosse homem. Aníbal, mesmo sendo mais velho, ainda se sentia inseguro e ficava em dúvida se teria responsabilidade suficiente para exercer o papel de pai.

Sete meses depois da notícia da gravidez, nasceu Gustavo Pereira. Regina estava fazendo um curso na Universidade Federal de Juiz de Fora quando sentiu o rompimento da bolsa amniótica. Era 19 de setembro. Ela ligou para o médico em

Varginha, que a encaminhou para um profissional amigo em Juiz de Fora. Ainda houve tempo de tomar medicações para fortalecer os pulmões do bebê.

Gustavo chegou em 21 de setembro de 1979, com 1,620 kg. Passou 42 dias na incubadora. Por ter nascido prematuro, o canal intestinal estava aberto e por isso precisou de uma dieta especial para que não surgissem hérnias. Regina queria muito amamentá-lo, mas o menino continuava com restrições alimentares. Logo no início, ela tirava o leite e levava ao hospital. No entanto, o médico optou por outro tipo de dieta, cortando o leite materno. Um pouco depois, o pequeno passou a consumir leite de cabra, de soja, de vaca. Uma dieta láctea diversificada. Só não podia ingerir açúcar, pois a mãe não permitia. Apenas a frutose estava liberada, o açúcar natural das frutas.

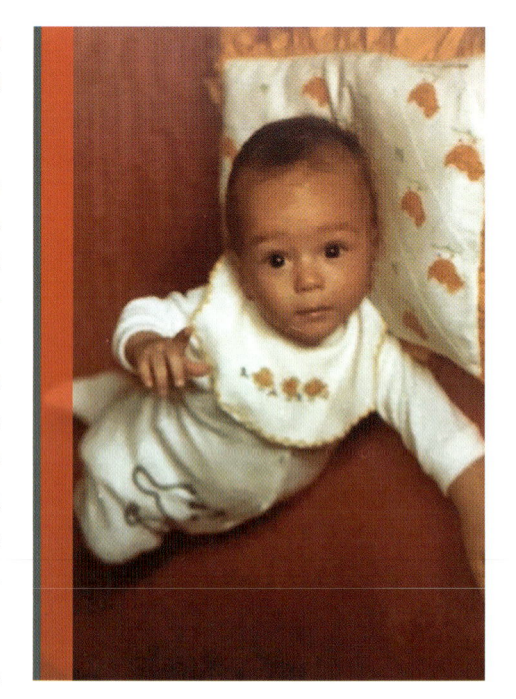

Quando saiu do hospital, o bebê ainda era tão pequeno que nem podia colocar a chupeta na boca, pois tapava quase todo o rosto da criança. A vovó Aydil apaixonou-se à primeira vista pelo neto e decidiu que ajudaria a cuidar dele. Nos primeiros anos da vida de Gustavo, avó e neto eram muito próximos. A família inclusive chegou a morar com Aydil por algum tempo, quando a casa em que morariam ainda estava em construção.

Aydil, de risada inesquecível e uma cozinheira de mão-cheia, ajudou muito Regina, principalmente logo depois que o bebê saiu da maternidade. Tinha o auxílio da babá Eva, que ficou com a família por mais de 15 anos. Mas os cuidados da vovó eram especiais. Ela ninava o garoto todas as noites e fazia algo que, até hoje, Gustavo se lembra: com as unhas, coçava com delicadeza as costas do pequeno até ele dormir. Também o beliscava carinhosamente com os dedos dos pés. Uma proeza. Como ela conseguia, até hoje ninguém sabe.

Apesar da ajuda da avó e da babá, Regina fazia questão de dar banho no filho e alimentá-lo quando chegava em casa do trabalho. Com um ano e meio, Gustavo já ia para o trabalho com a mãe, a universidade onde ela trabalhava permitia a presença dos filhos.

Se não podia ter chupeta quando era bebê, ele recuperou o tempo perdido logo depois. Só desistiu quando a irmã Isabella nasceu, três anos e uma semana após o nascimento do primogênito. A mãe alertou: "Quando o bebê nascer, você vai apresentar-se com essa chupeta?". Foi a senha para Gustavo deixar o objeto tão querido de lado e nunca mais retomar. Regina ainda teria outro filho, o temporão Vinicius, hoje com 25 anos. Autista, ele é biólogo como a mãe, mas no momento dedica-se às artes plásticas.

Memórias da infância

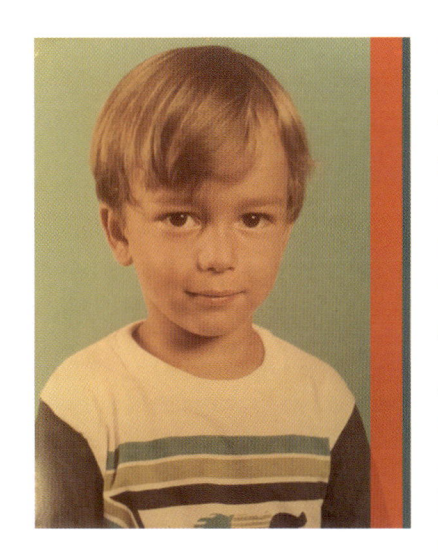

Gustavo Pereira tem as melhores lembranças de seus primeiros anos. Não chegou a conhecer o avô Lizandro, pai de Regina, mas teve contato bem próximo com os avós paternos. A convivência era frequente, tanto na cidade, onde os avós tinham um sobrado pequeno com uma varanda, quanto na fazenda, onde o garoto costumava passar as férias. Para incentivar o menino a gostar da fazenda, vovô Oswaldo, fazendeiro e tenista nos tempos de juventude, era um grande contador de histórias, sobretudo do folclore local.

A família tinha um cafezal. Certo dia, vovô Oswaldo provocou o neto que, naquele tempo, não tinha mais que 4 anos. "Se você encontrar o café Filippo, difícil de achar, te dou um dinheiro", disse o avô. E lá foi o neto à procura da rara espécie da erva rubiácea, com a ajuda de adultos. O mesmo pedido repetia-se ano após ano. Gustavo encontrava o café, claro, e ganhava um dinheirinho. Naquele momento, afirma hoje o *chef* Gustavo Pereira, ele começou a ter noção do que era o dinheiro e do que as notas proporcionavam e gostou da sensação. Por que não?

Vovô Oswaldo incentivava esse lado de empreendedor mirim do garoto. Ele também dava uns trocados quando Gustavo passava pelo sobradinho na ida e na volta da escola e pedia a bênção aos avós, que costumavam ficar sentados em frente à casa. Logo, o menino descobriu que, quanto mais vezes passasse no sobradinho no mesmo dia, ganharia mais dinheiro do avô, bastava pedir a bênção dele. E assim fazia três, quatro vezes ao dia. Enquanto as bênçãos se multiplicavam, o cofrinho enchia.

O que ele fazia com o dinheiro? Comprava doces. Muitos doces e balas. Escondido da mãe, é verdade, que não permitia que os filhos consumissem nada que contivesse açúcar. Já naquela época, Gustavo gostava de experimentar novos sabores o tempo todo. Os doces restantes eram separados em pequenos pacotes e enviados a amigos e amigas, primos e primas, tias, vizinhos. Por que não adoçar a vida das pessoas? Essa atitude tão doce o tornou bastante popular na época, principalmente com os ambulantes que vendiam as delícias para o menino.

Comilança à italiana

Não foi somente a generosidade do avô Oswaldo que marcou a infância de Gustavo. Da avó Aparecida, as lembranças também são as melhores. Como a macarronada aos domingos, por exemplo. Diz a lenda que essa vovó era um pouco pão-dura, não permitia que ninguém repetisse o prato. Se havia cinco pessoas, a comida era suficiente para esse número, não mais. O molho até hoje é lembrado por Gustavo Pereira como "uma coisa de louco", de tão bom.

Assim como Aydil, a vovó Aparecida cozinhava muito bem, priorizando sempre os pratos italianos: lasanha, macarronada, polpetone. Quando via aquele menino tão pequeno, ela apertava as bochechas do neto e dizia: "Você não é saudável, você precisa comer, está muito magrinho...". E toda vez que o garoto ia para lá, a vovó não economizava no café da manhã, café da tarde, almoço, jantar, ceia. Tudo com um tempero marcante, peculiar, típico da família. Inesquecível para Gustavo Pereira.

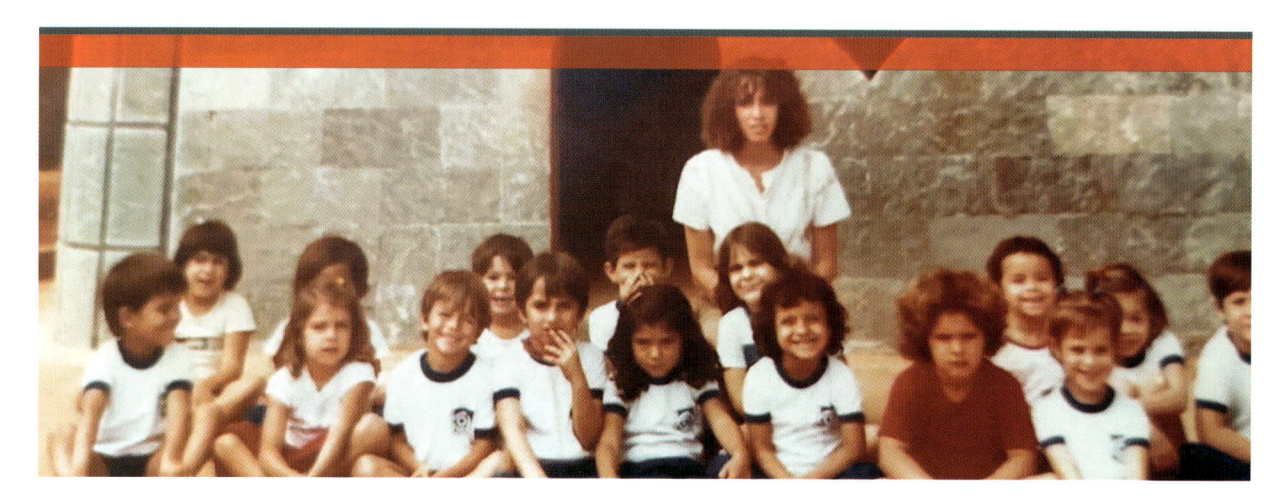

Memoráveis também foram as festas de Natal, Réveillon, Páscoa. Dessa vez, era a vovó Aydil quem fazia questão de convidar toda a família. Personalidade agregadora, ela reunia todo mundo e inventava brincadeiras, como procurar ovos de Páscoa escondidos. A garotada amava esses dias de folia, de presentes, de muito carinho e, como não poderia deixar de ser, de doces de todos os tipos.

Não que a mamãe Regina concordasse com essa comilança nas festas. A dieta dos filhos era tão restrita que o primogênito não se lembra de ter comido doces em casa antes dos 10 anos. Além da Páscoa, havia algumas escapadas. Por exemplo, quando ele ia à casa da tia Patrícia – segundo Gustavo, a melhor doceira de Três Corações – e comia todo tipo de guloseimas. A mãe, atenta, alertava: "Só um, Gustavo, só um!". Quando ela o chamava pelo prenome inteiro, e não apenas Gu, ele já sabia que o assunto era sério.

Vela no bolo ou no pavê?

A mãe apenas liberava um pouco a dieta restritiva no aniversário dos filhos, realizado em um dia só, visto que Gustavo nasceu no dia 21 e a irmã, no dia 27 de setembro. Depois de anos e anos comemorando a data ao lado de Isabella, chegou um momento em que o garoto detestava a festa, que era sempre temática: João e Maria, Mickey e Minnie. Com uma irmã três anos mais nova, a tendência era optar por temas bem infantis, para a chateação do garoto.

Nessas ocasiões, a mãe também encomendava um bolo da irmã doceira. A iguaria, decorada com capricho, disputava o lugar na mesa com um pavê de amendoim da vovó Aydil. Na hora de colocar as velas, surgia o impasse entre a avó e a mãe: a primeira queria que a vela fosse colocada no pavê; a segunda, no bolo de aniversário. Resultado: discussões sem fim. Nada muito complicado para resolver, problema mesmo eram os aniversários com chuva. E sempre chovia, obrigando a família e os amigos a saírem correndo do quintal, onde a mãe armava a comemoração, para dentro de casa, onde a festa seguia animada, mesmo que às vezes o bolo ficasse pelo caminho, meio molhado pela água da chuva.

Gemada às 7 da manhã

Depois que Lizandro faleceu, em 28 de fevereiro de 1977, vovó Aydil se converteu à Seicho-No-Ie, mais uma filosofia de vida que religião, criada em 1930, no Japão, de acordo com os ensinamentos do professor Masaharu Taniguchi.

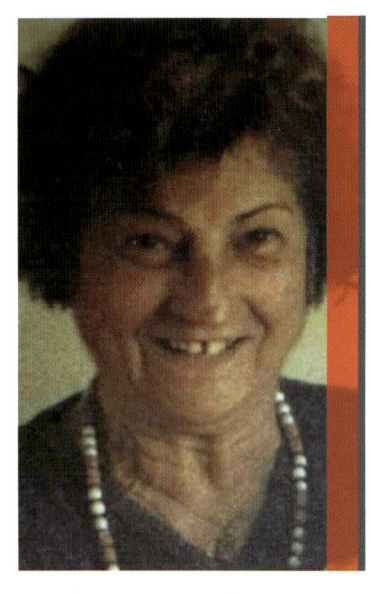

Todos os dias, às 6 horas da manhã, Aydil levantava-se para fazer as orações, incluindo o neto em suas rezas. Nos dias em que ele dormia na casa dela, a vovó o acordava às 7 horas com um copo de gemada na mão. Ovo e açúcar. Na hora em que a mistura ficava branca, ela colocava canela e um pouquinho de leite quente. Outra lembrança que jamais abandonou aquele que viria a se tornar um conhecido e admirado *chef*. Vovó Aydil, que ao longo dos anos foi cuidadosamente tecendo a história de suas receitas em um caderninho, tem um lugar especial no coração de Gustavo.

Gustavo amava estar sozinho com a avó e sentia muito ciúme dos primos, que ousavam dividir sua atenção. A partir dos 12 anos, nos finais de semana, enquanto os primos iam para festa e baladas, ele pedia aos pais para dormir na casa da avó. Gostava de ouvir suas histórias e de fazê-la rir. Acima de tudo, encantava-se com sua vontade de viver e tinha paixão pela vida da avó. Queria ela só para ele. Quando um primo mais velho foi morar com Aydil, Gustavo confessa que quase morreu de tristeza. Idosa, ela passava temporadas na casa de Regina. Quando estavam juntas, mãe e filha brigavam bastante, para desgosto de Gustavo, que sempre defendia a avó.

Regina não herdou o talento culinário da mãe. Especialidades aprendidas da mãe na cozinha? Gustavo só lembra das sopas e tem pavor do prato até hoje. A receita era simples: colocar vários ingredientes no processador, bater, esquentar e servir. Esse costumava ser o jantar da família Pereira, uma casa onde também não eram permitidos refrigerantes, nem frituras.

Até o pai entrava nessa onda de alimentação saudável, a ponto de esconder latas de leite condensado dentro do armário para a esposa não ver. Escondido, ele consumia uma atrás da outra, como se não houvesse amanhã. Quando Gustavo estava com 11 para 12 anos, Regina liberou um pouco a alimentação da família. Só um pouco. Aníbal não concordava com tantas restrições. Quando voltava de viagem, ele trazia barras de chocolate, caixas de paçocas e presenteava os filhos para o desespero da mãe. O pai também tinha habilidades culinárias. Em dias de inspiração, Aníbal fazia uma picanha memorável, em que "invertia" a carne com a mão para a gordura ficar por dentro.

O tacho da discórdia

As memórias gastronômicas não se restringem à comilança. Há os utensílios também. Um deles lembrado por um motivo não muito nobre. Mas a história é boa. Certo dia, Aníbal, pai de Gustavo, perguntou à mãe dele, Aparecida, mãos de ouro na cozinha, que presente ele deveria dar à Regina. A sugestão veio na hora: um tacho para fazer doce. E ainda reforçou que ela adoraria ter sido presenteada pelo marido com um objeto assim. Mas deveria ser de cobre, que era mais caro.

Aníbal, feliz da vida com a dica, procurou o maior tacho de cobre da região e comprou para a esposa. Chegou em casa com um pacote enorme, embrulhado com capricho. Resultado: o tacho foi parar na cabeça de Aníbal. Inconformada com o presente, Regina brigou feio. Foi a primeira vez que Gustavo, na época com uns 6 anos, presenciou uma grande discussão entre os dois. Muitos anos depois, quando o casal já havia se separado, ele encontrou o tacho na casa da mãe. Havia virado um vaso de plantas.

Sapequices de irmãos

Outro momento marcante na infância de Gustavo Pereira foi seu relacionamento com a irmã Isabella. Eles agiam como cão e gato. Uma grande dor de cabeça para os pais.

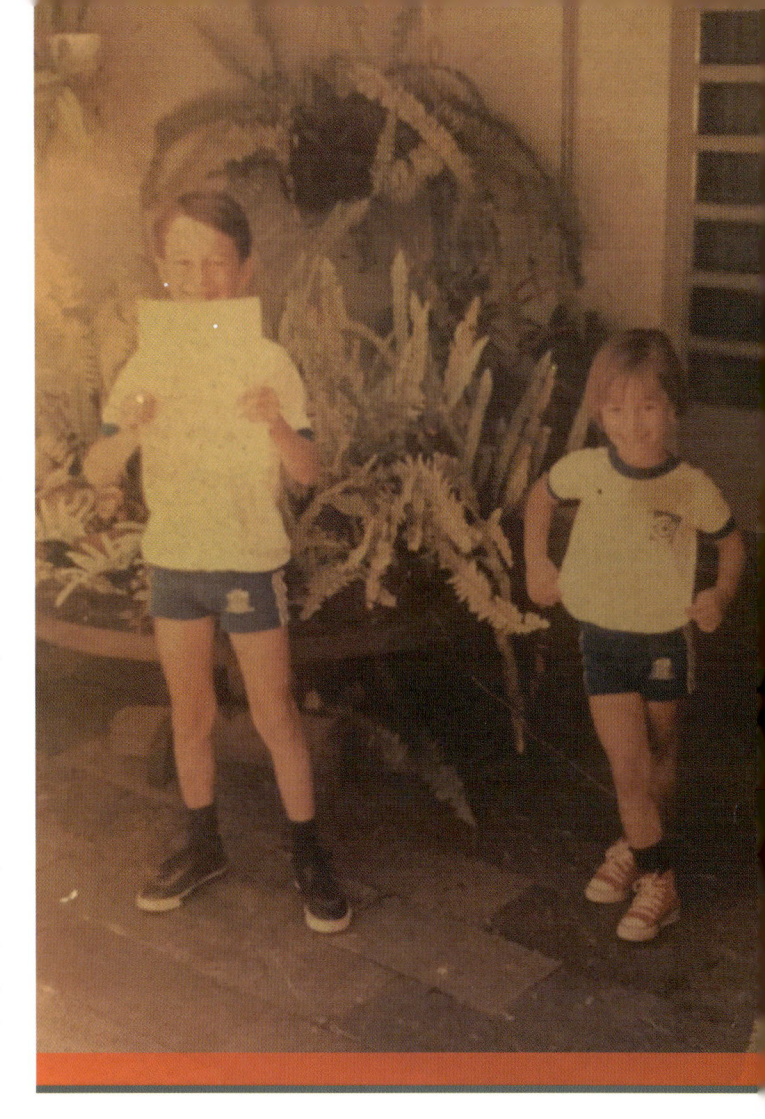

Considerada a mais espevitada dos irmãos, Isabella quebrou o nariz quatro vezes, além da perna e do pé. Era quem mais ficava de castigo. Até que um dia Regina descobriu que, por trás das traquinagens da filha, existia um cérebro engenhoso: o de Gustavo. Ele armava as situações, e Isabella as executava. O menino sapeca fazia isso com os primos também. O próprio Gustavo hoje reconhece que era o idealizador das traquinagens e que gostava de ver o circo pegar fogo.

Dentre as peraltices, uma delas se destacou. Gustavo tinha de 7 para 8 anos e Isabella, 4. Sozinhos no banheiro, ele resolveu pegar a irmã, virá-la de cabeça para baixo e jogar para cima. Na hora em que foi pegá-la de volta, ele escorregou no piso molhado e Isabella caiu de cabeça no chão e desmaiou.

Gustavo não teve dúvida: pegou o corpo inerte da irmã, que julgava morta, e o colocou na cama para ser velado. Ficou esperando a mãe chegar. Quando Regina chegou para levar os dois filhos para o colégio, ela quase infartou. Foram correndo para o hospital. Desse episódio, que poderia ter terminado em tragédia, Gustavo só lembra que ficou de castigo por um mês. Qual foi o castigo? Não tem ideia, de tão traumatizante que foi o episódio.

Hora de parar de ser sapeca, certo? Nada disso. Izabel, que trabalhava na casa da família, também passava maus bocados. Quando chegava a hora do banho, os irmãos subiam em uma árvore do quintal da casa. Para tentar convencê-los a descer, a garota pegava uma vassoura e cutucava os galhos. Nem sempre dava certo. Houve um dia em que ela resolveu subir na árvore. Péssima decisão. As duas crianças desceram, pegaram a vassoura e começaram a mexer no galho em que ela estava. O galho quebrou e a ajudante da casa caiu e acabou indo para o hospital ensanguentada.

Alheia à psicologia infantil da época, Regina não poupava os filhos de algumas cintadas, seu instrumento preferido para tentar conter os ímpetos de Gustavo e Isabella. Tirava o cinto e ia para cima, segundo o primogênito. O pai quase nunca brigava com eles.

Líder nas peraltices, o menino arteiro também demonstrava criatividade e espírito empreendedor. Quando criava uma peça de teatro para encenar com os amigos, ele cobrava ingresso de quem assistia. Com frequência, colocava a irmã e uma prima para fazer sacolés – os picolés em saquinhos – e saía vendendo pelo bairro. Fazia rifas também. Sempre dava um jeito de levantar um dinheirinho.

Baque na família

Funcionário de muitos anos do Banco Nacional, o pai de Gustavo, Aníbal, perdeu o emprego quando o garoto tinha cerca de 10 anos. Foi o primeiro grande revés da família. Sem entender muito bem o que estava acontecendo, Gustavo pediu uma bicicleta ao pai. Todos os amigos tinham, por que ele também não tinha? O pai decidiu pegar uma parte da indenização e comprar o objeto de desejo do filho. Naquele momento, ele entendeu, pela primeira vez, o que era ter um trabalho e o que significava perdê-lo. A mãe – bióloga, pesquisadora e professora – trabalhava duro, mas era o pai que entrava com a maior parte do dinheiro para manter a casa.

Mesmo em um momento de fragilidade financeira, lá foram pai e filho comprar a bicicleta na cidade vizinha Varginha. Por coincidência, nesse dia havia uma promoção no local, com cupons de desconto dentro de balões coloridos. Quem furava o balão, recebia o desconto marcado no cupom. O sortudo Gustavo ganhou 90% de desconto. A bicicleta saiu quase de graça para o pai. A estrela de Gustavo começava a brilhar mais forte e o espírito de liderança já sobressaía, principalmente na escola.

Líder e defensor

Em casa, Isabella e Gustavo eram tratados da mesma maneira, não havia distinção. Não existia "menino pode, menina não pode" ou vice-versa. Desde muito cedo, ele aprendeu que todos são iguais e devem ser tratados da mesma forma, mas o garoto logo percebeu que essa realidade só existia em sua casa.

Na escola, não demorou muito para a personalidade marcante de Gustavo se destacar. Tornou-se o líder da turma. Na sala de aula, havia apenas um menino negro, o que o fez questionar: "Por que só há uma pessoa de cor diferente na aula?". Começavam os questionamentos sobre igualdade e justiça.

Quando os colegas passaram a brigar com o menino negro, Gustavo o defendeu, indo contra vários amigos. O mesmo aconteceu quando uma garota estava sendo confrontada por seus colegas de escola. Ele não tinha medo de assumir posicionamentos polêmicos.

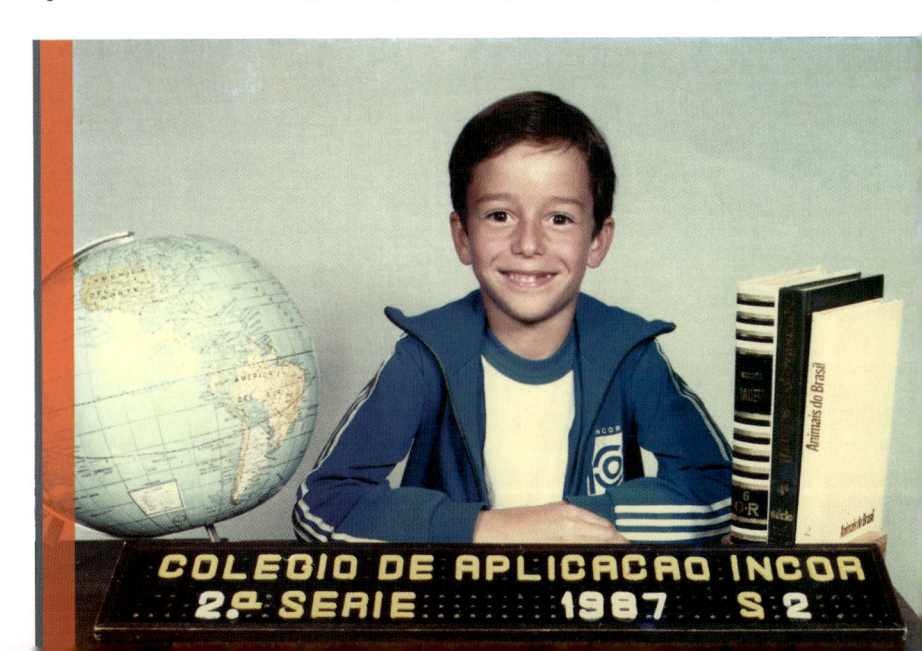

Gustavo se sobressaía na escola, era um bom aluno. O que o levava a gostar de uma disciplina era o professor, e não a matéria. Ele amava as aulas de Francês, a professora era encantadora. Aprendeu a gostar de Matemática, que detestava, por conta de uma professora inspiradora. Não suportava Química, para ele o professor era péssimo. Tinha melhores resultados em Português, Geografia, História. Contudo, nunca teve notas ruins. Se Gustavo deu trabalho para os pais no quesito comportamento, isso não aconteceu em termos de educação escolar.

"Quero ser famoso"

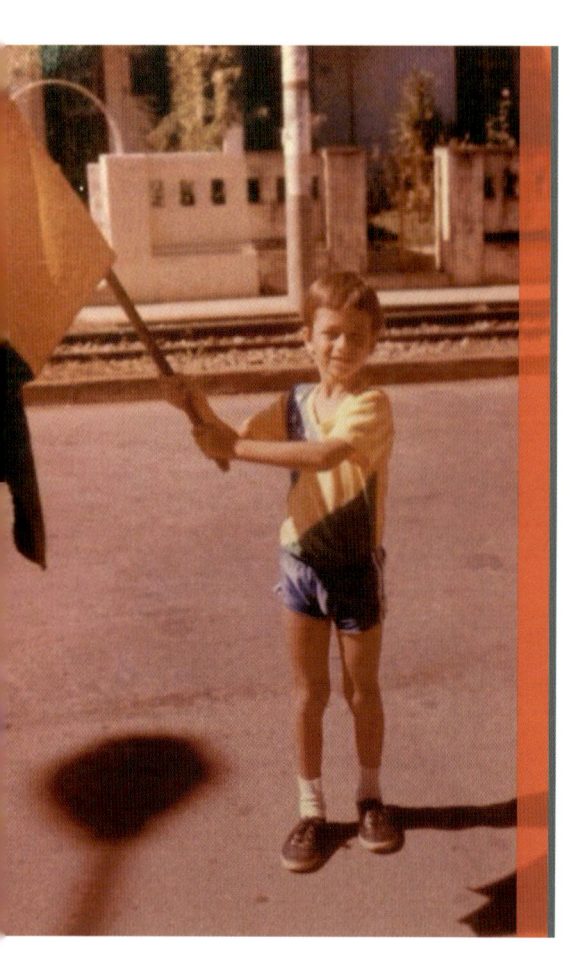

Nas horas de folga da escola, além dos momentos de estrepolias com a irmã e os primos, Gustavo praticava esportes, embora não fosse um sucesso em nenhum deles. De qualquer maneira, tentou vôlei, natação, judô, caratê, futebol. Mais por desejo dos pais do que por ele próprio.

Como entretenimento, não dispensava determinados programas de televisão, principalmente aqueles que ele considerava "fora da caixinha", como *Radical Chic*, um *game show* que estreou em 1993 na TV Globo, com a apresentação de Maria Paula e Andreá Beltrão como a personagem principal. O programa de perguntas e respostas contava com a participação de estudantes do Ensino Médio. Em pauta, temas como sexo e feminismo. Andréa Beltrão fazia vários esquetes interpretando *Radical Chic*, personagem criada pelo cartunista Miguel Paiva.

O *Passa e repassa*, criado em 1987 pelo SBT e que teve Gugu Liberato entre seus apresentadores, também estava entre os preferidos de Gustavo, além de programas de viagem.

Se naquela época alguém perguntasse o que ele gostaria de ser quando crescesse, a resposta viria rápida: "Quero ser famoso!". Não por acaso, anos depois, um de seus programas preferidos era o de Amaury Jr., inicialmente na TV Record, que mostrava festas e entrevistas com celebridades. E se o questionassem sobre a profissão que desejava seguir, ele responderia: "Quero ser ator!".

É bem provável que o gosto por programas de entretenimento tenha sido herdado da vovó Aydil, que adorava assistir à televisão, sobretudo os programas do Silvio Santos e do Chacrinha. Profetizando o que aconteceria muitos anos depois, ela também costumava dizer ao neto: "Um dia, ainda vou te ver na tevê".

Pela televisão, Gustavo via um mundo novo se revelando, além dos limites de sua cidade. A vida também acontecia fora de Três Corações. E isso fez com que ele decidisse ampliar seus horizontes.

Belo Horizonte à vista!

Com a persistência e a disciplina herdadas do pai, a garra transmitida em seu DNA pela mãe e o modo leve e positivo de ver a vida da avó Aydil, aos 13 anos Gustavo decidiu que estudaria em Belo Horizonte.

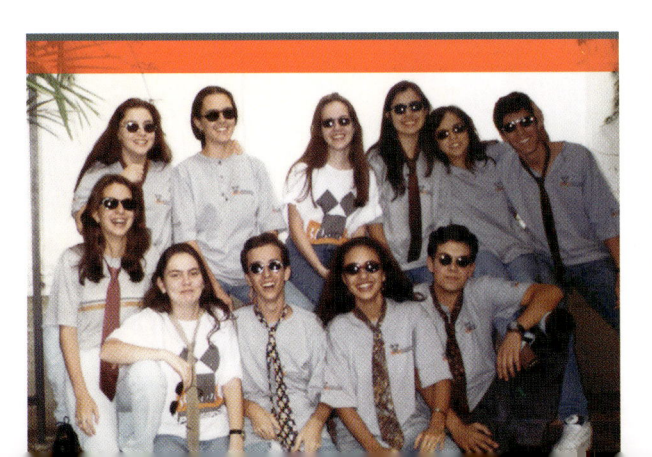

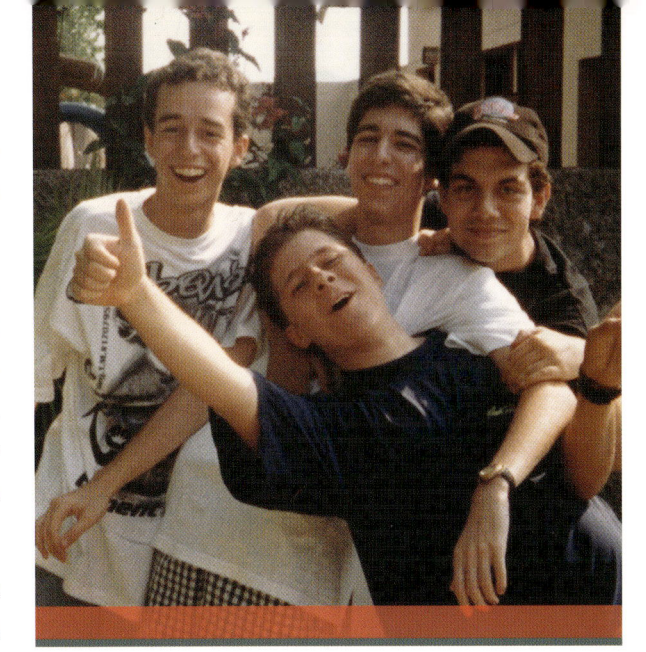

Regina, que dizia ter criado os filhos para o mundo e sempre os incentivou a serem independentes, teve papel fundamental na ida do filho para a cidade grande, ao convencer o marido de que aquela seria a melhor opção e apoiar Gustavo na hora em que ele decidiu sair de sua zona de conforto e descobrir o mundo.

Depois de várias negociações entre pai, mãe e filho, Aníbal concordou. O adolescente de quase 15 anos foi morar com a tia Lane na capital mineira, depois de passar no processo seletivo do Colégio Pitágoras.

A vida na metrópole encantou Gustavo. Tudo era novidade. Ele morava no quarto de empregada da casa da tia, onde só cabia uma cama e nada mais, mas estava feliz da vida. No colégio, colocaram-no em uma unidade em que só estudavam alunos do interior. Todos iguais, todos sozinhos e muito unidos na cidade grande. Para o garoto de Três Corações, foi o melhor ano de sua vida.

Quando chegou a Belo Horizonte, ainda não sabia o que cursaria na faculdade. Queria ser ator, estudar teatro, mas o pai não concordou. Depois de ter essa opção descartada, ele começou a pesquisar algo análogo ao teatro ou que, pelo menos, fosse uma profissão em que pudesse exercer a criatividade – um talento que o acompanhava desde os tempos de criança.

Um dia, por acaso, assistiu a uma entrevista na televisão com Washington Olivetto, da W Brasil, um dos maiores nomes da publicidade no país. Gustavo Pereira não teve mais dúvida: cursaria Publicidade.

Para agradar o pai, ele fez vestibular para Medicina. Não passou. O desejo de fazer Publicidade já estava correndo forte na veia. Com a ajuda da mãe, conseguiu convencer o pai de que seria muito mais feliz como publicitário do que como médico. Ao ver a empolgação do filho, Aníbal nem quis saber o resultado daquele vestibular.

Decisão tomada sobre qual carreira seguir, Gustavo pesquisou quais as melhores faculdade de Publicidade do Brasil. Encontrou três nomes: Escola de Comunicações e Artes, da Universidade de São Paulo (ECA/USP); Escola Superior de Propaganda e Marketing (ESPM); e Universidade Metodista de São Paulo, em São Bernardo do Campo, SP. Ele fez vestibular para as três e passou na Metodista.

Estava dado o primeiro passo para tornar-se publicitário.

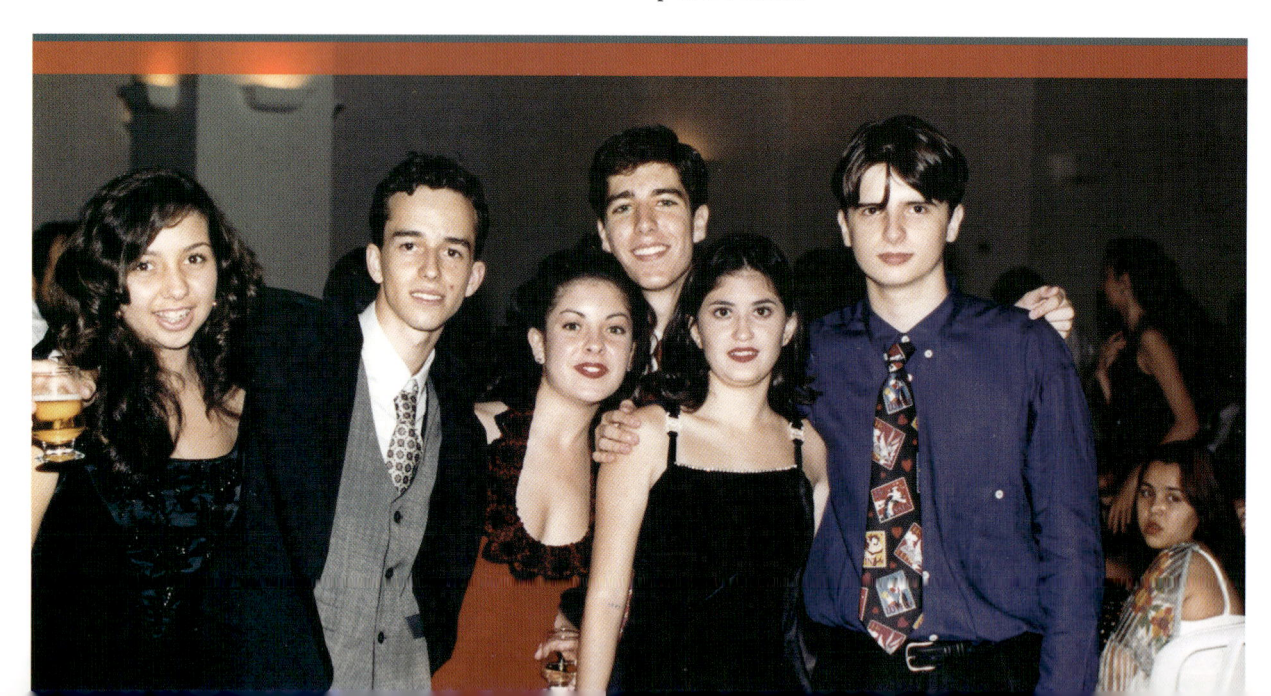

Publicidade com louvor, gastronomia com amor

Final dos anos 1990, início dos anos 2000. São Paulo vivia o início da era da internet – ainda discada e barulhenta –, os *smartphones* logo começariam a aparecer, o Orkut revolucionava as ainda incipientes redes sociais, a música eletrônica ditava o ritmo nas casas noturnas e as agências de publicidade, a maioria delas sediada na capital paulista, viviam dias de glória conquistando os mais cobiçados prêmios nos festivais mundiais. Foi nesse ambiente sedutor e envolvente que Gustavo Pereira desembarcou, em 1997, para cursar Publicidade na Universidade Metodista, em São Bernardo do Campo, cidade do Grande ABC, a cerca de 20 quilômetros da capital.

Regina organizou toda a viagem e hospedagem, contra a vontade de Aníbal, que não queria que o filho deixasse Belo Horizonte. Coincidentemente, o filho de uma amiga da família de Minas Gerais também ia para São Paulo cursar Publicidade. O arranjo não poderia ser melhor. Gustavo estaria com pessoas de confiança em uma cidade ainda desconhecida para ele.

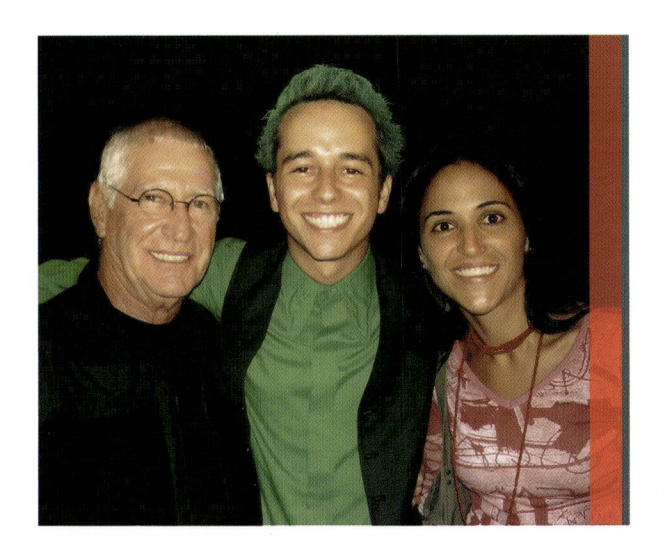

Pisando o tablado

Em pouco tempo, o futuro publicitário descobriu que a capital paulista abria novas oportunidades. Estudar teatro, por exemplo, ao mesmo tempo que cursava a faculdade. Matriculou-se na Oficina de Atores Nilton Travesso (respeitado diretor de TV e teatro), na capital, e logo começou a subir em tablados. A mãe o apoiava, apesar de nunca ter assistido a uma peça na qual o filho atuava. O pai nunca soube dessa atividade paralela. Gustavo, finalmente, concretizava o desejo de ser ator.

As peças estreavam sempre nos fins de semana. Uma das que participou foi *Boca de Ouro*, de Nelson Rodrigues (1912-1980). Escrita em 1959, a peça conta a história de um bicheiro carioca que exibe uma dentadura de ouro para simbolizar seu sucesso no mundo do crime e sua sobrevivência em um ambiente miserável e hostil. Nesse trabalho, Gustavo não teve o papel principal. Ele foi protagonista em uma peça do Teatro do Absurdo, gênero focado em problemas existenciais e na dificuldade de comunicação entre as pessoas. O trabalho do jovem ator foi elogiado. Um passo e tanto para o garoto introspectivo que, durante algum tempo, chegou a se considerar autista. "Comecei a notar algumas coisas no meu irmão Vinícius, muito parecidas comigo. Tenho um mundo paralelo, só meu. Depois percebi que não era autismo." Essa característica mostrou-se perfeita no teatro, útil na hora de elaborar os personagens. Trata-se do "distanciamento", algo praticado pelo dramaturgo alemão Bertold Brecht.

Além do prazer de atuar, Gustavo reconhece que o trabalho como ator o ajudava a se soltar mais. Para quem gostava de brincar de ser outra pessoa, a vida real ironicamente lhe deu a oportunidade não só de interpretar mas também de entender os personagens que havia dentro dele, como costuma dizer. O único ponto negativo era o fato de ser extremamente crítico. E não raramente sonhava que estava esquecendo as falas durante a atuação, o que jamais ocorreu.

Apesar do sucesso no palco, não demorou muito para a jornada tripla de estudo/atuação/trabalho começar a cobrar um posicionamento de Gustavo. Ele relembra aquela época como "uma loucura", uma vez que morava e estudava em São Bernardo do Campo, fazia teatro e começava a estagiar em Publicidade na capital. Como não tinha carro, o transporte era por metrô ou ônibus. Entre uma coisa e outra, ainda precisava estudar e fazer os trabalhos da faculdade. O jeito foi se mudar para a capital, mas mesmo assim era bastante complicado administrar todas as atividades. E ele conseguiu por um bom tempo, por quase três anos.

E o teatro perde um ator

Chegou o dia em que, depois de receber um elogio por seu trabalho como ator, confessou para Nilton Travesso que aquela seria sua última peça: a publicidade estava absorvendo-o demais. E ele estava gostando.

Segundo Gustavo, o diálogo foi assim:

Nilton Travesso: *"Estou impressionado como você cresceu como ator. Quero te colocar nas próximas peças. Você é incrível!"*

Gustavo Pereira: *"Esta será minha última peça. A publicidade está me dando dinheiro. O teatro, não."*
Nilton Travesso: *"O teatro vai perder um grande ator."*
Gustavo Pereira: *"Mas a publicidade vai ganhar um grande publicitário."*

Palavras proféticas. O tempo viria a confirmar que Gustavo tinha razão.

Degrau a degrau

O curso mal havia iniciado e o futuro publicitário já tentava escrever seu nome nas empresas e agências. No primeiro ano de faculdade, durante suas férias em Minas Gerais, trabalhou como estagiário na Mangels Industrial S.A., que produz manufaturados de aço e alumínio. Era dezembro. A família toda foi para o litoral, menos Gustavo, que continuou na cidade, estagiando o mês inteiro. Se o período exigiu alguns sacrifícios, em contrapartida ele começou a ganhar o respeito do pai. Aníbal percebeu que o filho não estava escolhendo uma profissão simplesmente por escolher. Havia vocação.

Vocação e... necessidade. O jovem Gustavo sabia, naquela época, que precisava encontrar rapidamente um trabalho. A mesada que o pai enviava era pequena, insuficiente para os gastos que São Paulo exigia. Mal dava para cobrir as despesas básicas. Enquanto os alunos ficavam em bares ou jogando truco fora do período de aula, Gustavo ia de São Bernardo do Campo para São Paulo procurar emprego. Na mira, estavam as grandes agências de publicidade.

Da criação para o atendimento

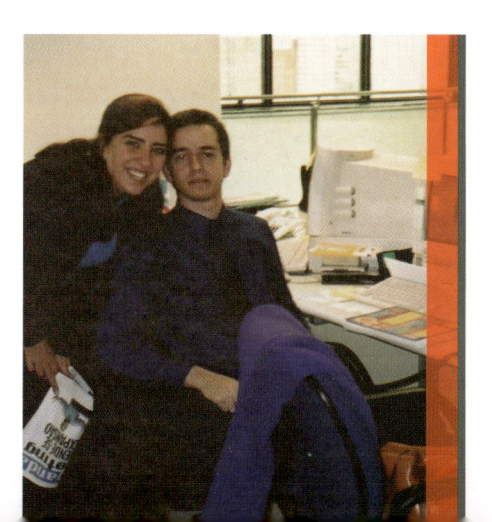

Nesse início de carreira, bem antes de terminar o curso, Gustavo desenvolvia trabalhos na área de Criação para a Agência Júnior da faculdade. Ainda não havia estagiado em grandes empresas. Um dia, ele decidiu colocar sua pasta de *layouts* embaixo do braço e procurar o presidente da área de Atendimento da Calia Assumpção & Associados, de Ronald Assumpção. Mostrou o que já havia feito, mas não havia espaço para contratação em Criação, e sim no Atendimento.

O executivo também não gostou dos trabalhos de Gustavo e fez um elogio duvidoso ao estudante: "Você não tem perfil para ser o criativo de uma agência. Por outro lado, conseguiu me vender os piores anúncios que já vi na vida". Nada muito animador, porém Assumpção percebeu outras qualidades valiosas para a vaga que estava em aberto, como a capacidade que o jovem tinha de argumentar e convencer as pessoas. Fez um convite para ele trabalhar no Atendimento, com a promessa de que, se a experiência não desse certo durante o mês de teste, ele tentaria colocar o universitário na área de Criação.

Gustavo ficou arrasado com as críticas aos seus anúncios, mas aceitou a proposta, embora sem muita convicção. Afinal, nem gostava tanto de conversar com as pessoas. Como seria lidar diretamente com os clientes?

Criatividade e controle

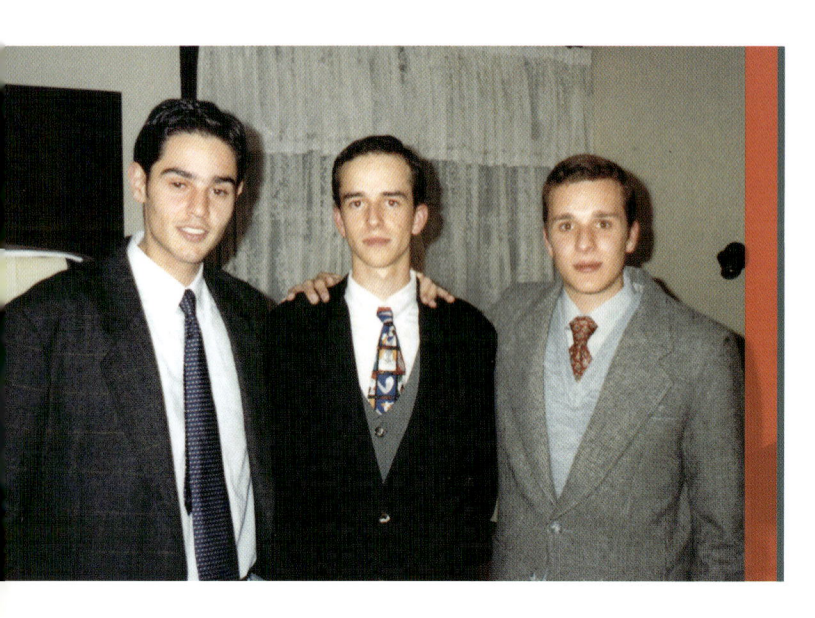

Na Calia, agência de grande porte, o primeiro cliente a ser atendido por Gustavo Pereira foi a Eletropaulo, hoje Enel. Ele trabalhou com a diretora de Atendimento na época e se saiu bem. Aos poucos, foi deixando de lado o desejo de atuar em outra área. Rapidamente, ele aprendeu um precioso ensinamento de Ronald Assumpção: a criatividade não está só na Criação. Não é porque uma pessoa trabalha em Atendimento que não pode ser criativa. Ao contrário, é necessário exercer a criatividade todos os dias em outros setores também.

Outra boa surpresa da área de Atendimento foi a possibilidade de centralizar o trabalho. Como quer sempre ter o controle de tudo, Gustavo se encantou com o poder que o Atendimento lhe dava. Ao mesmo tempo, utilizava sua criatividade e os dons anteriormente exercidos em Criação para levar novas ideias aos clientes. Muitas vezes, dizia que as sugestões eram do pessoal de Criação da agência. Não eram. Eram só dele mesmo.

Para quem estava iniciando na profissão, os primeiros clientes impressionavam. Além da Eletropaulo, a lista contava com Toddy, SBT, Editora Globo.

E a faculdade?

Cada vez mais envolvido com o trabalho, o primogênito de Regina e Aníbal muitas vezes nem frequentava as aulas, embora continuasse um dos melhores alunos de Publicidade da faculdade. Mas ele jogava limpo. Chegava para os professores e falava: "Estou levando o nome da Metodista para as melhores agências do país. Ou vocês me permitem, às vezes, não participar das aulas, ou não levarei o nome da faculdade para fora do *campus*. O que vocês preferem?".

Dono de um poder de convencimento afiado, geralmente contava com a boa vontade de todos. Tanto do lado da Metodista quanto das agências. Chegou a ouvir de um empregador: "Larga a faculdade, você não precisará dela aqui. Você tem é que trabalhar e ganhar dinheiro". A resposta de Gustavo foi rápida: "Não posso, preciso ter uma faculdade pelo meu pai e pelo diploma". A preocupação do pai, brinca Gustavo, era de que se um dia ele fosse preso não conseguiria ter uma cela especial se não tivesse um diploma. Ele nunca foi preso e nunca foi buscar o diploma, apesar de ter se formado.

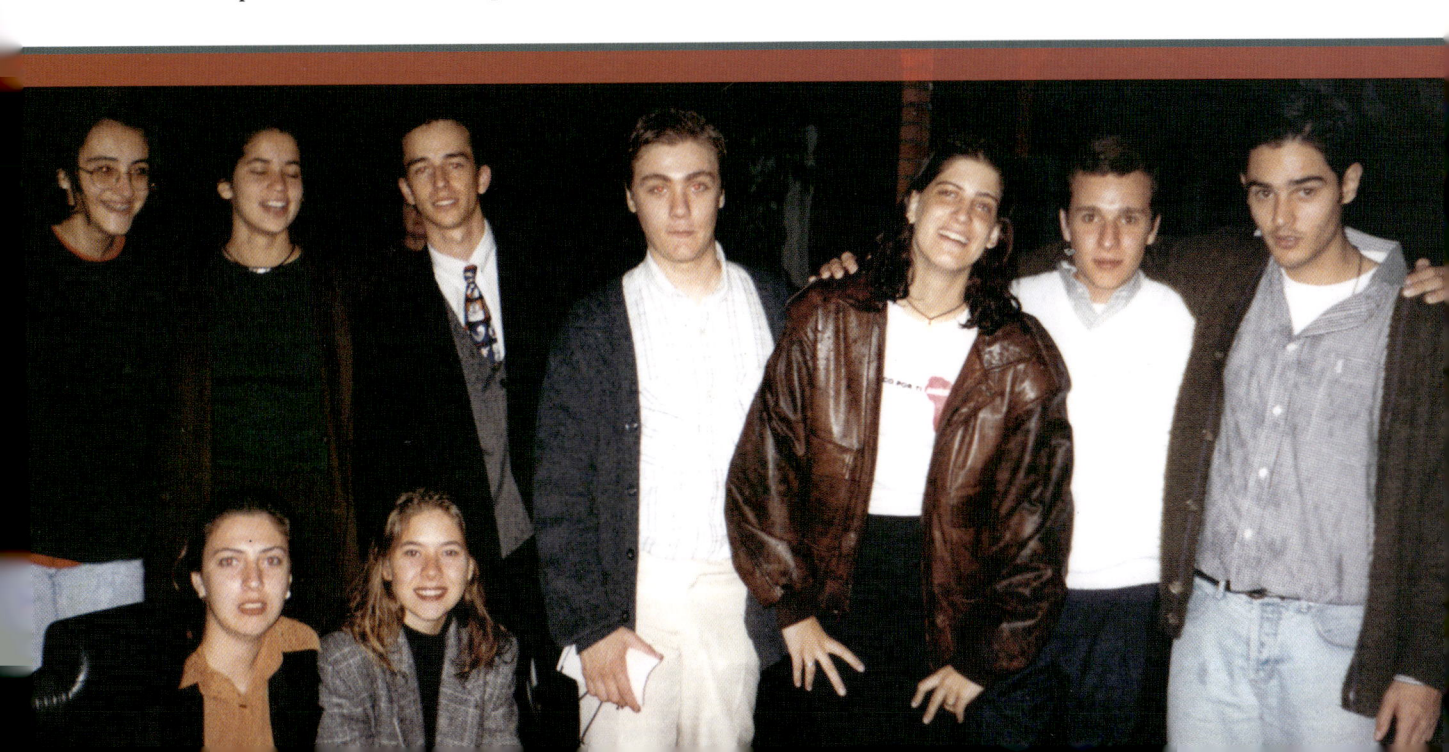

A separação dos pais

Ainda em início de carreira e na faculdade – ambas caminharam juntas –, Gustavo Pereira teve um baque: a separação dos pais. Ele já sabia que o relacionamento não estava bem, a mãe chegou a enviar um e-mail dizendo que não estava feliz no casamento e pedindo o apoio do filho. A resposta de Gustavo foi: "Mãe, faça o que seu coração mandar. Estou com você incondicionalmente". O que ele não esperava é que a mãe mostrasse o e-mail para o pai, dizendo: "Até meus filhos querem que a gente se separe". O resultado foi que Aníbal ficou um tempo sem falar com Gustavo.

Após a separação, Aníbal foi morar na casa de sua mãe, dona Aparecida. O filho mais novo, Vinícius, era muito pequeno, tinha por volta de 4 anos. Ele mal percebia o que estava acontecendo. Izabela, três anos mais nova que o irmão universitário, sofreu bastante. "Eu tive um bloqueio. A minha irmã se envolveu mais nessa separação, que não foi muito tranquila", conta Gustavo.

Passada a tempestade, algum tempo depois, cada um se envolveu com um novo parceiro. Aníbal casou-se novamente, assim como Regina, que hoje é viúva do segundo marido. Gustavo quer vê-los felizes, porque quando as pessoas estão felizes elas te incomodam muito menos.

A morte da avó

A separação dos pais não foi o único baque que Gustavo sofreu nesse período. A ligação da mãe avisando-o da morte da avó materna Aydil, em 28 de agosto de 2002, caiu como um raio no coração do neto, que já morava na capital paulista.

Aydil estava caminhando quando um carro, que saía da garagem, bateu levemente nela. Ela caiu, quebrou o fêmur e nunca mais conseguiu se recuperar completamente. Logo depois, foi diagnosticada com a doença de Alzheimer. "Eu lembro que ela já não conseguia se alimentar sozinha, consumia basicamente alimentos líquidos. Ela estava muito magra, não falava mais e não reconhecia mais ninguém, nem a mim. E quando ela me encontrava, só chorava", conta Gustavo.

O neto foi para Minas Gerais para o enterro, voltou para São Paulo e, durante um mês, ficou sem sair do apartamento em que morava. Não colocava o pé na rua. Foi uma fase em que até seu paladar sofreu, tornando-se estagnado. "Passei a comer como criança: arroz, batata frita, carne, frango. À medida que crescia profissionalmente, mais eu tinha de ir a reuniões com clientes em restaurantes, o que me dava um aperto. Eu não conseguia comer o que era servido. O cliente às vezes pedia pratos como ostra, por exemplo. Era difícil comer. Eu me lembro de ter vomitado, escondido no banheiro, em muitos restaurantes. Voltei a ter um paladar infantil."

A dor da perda da avó era tão grande que foi um dos motivos para procurar terapia.

Tecendo memórias

A perda agravou-se ainda mais porque, com a morte de Aydil, perdeu-se o principal elo que unia a família. A avó, ao reunir o clã em datas especiais, promovia momentos de carinho, cumplicidade, risadas e descontração. E assim ia tecendo, ano a ano e com todo o amor, as memórias afetivas da família.

A casa da avó, que nesses bons tempos ficava repleta de tios, primos e irmãos, de repente esvaziou-se. "Toda vez que eu me lembro dela, me lembro da família reunida", conta Gustavo. Era ela quem cozinhava todos os pratos nas noites de Natal. Seu primo Alexandre Costa também reconhece que a perda de Aydil foi um dos momentos mais tristes para todos eles.

Com a morte da avó e a separação de Regina e Aníbal, a família se distanciou. E Gustavo passou anos sem ir a Minas Gerais no Natal.

A morte, no entanto, não diminuiu o sentimento do neto por Aydil. Para ele, uma expressão que descreve a avó perfeitamente é "amor eterno". A ligação forte entre eles resiste até hoje. Todas as noites Gustavo conversa com a avó Aydil, ele conta o que aconteceu em seu dia.

Depois do luto

Aos poucos, a vida foi voltando ao normal. E a inquietação de Gustavo Pereira aumentava. Estava feliz na Calia, mas também gostaria de ter outras experiências profissionais. Com 20 anos, foi entrevistado por Roberto Justus, um dos maiores nomes da publicidade à época. Justus perguntou ao universitário: "Como é que você se vê daqui a 20 anos?". Gustavo respondeu que se via como diretor, ganhando muito dinheiro, com apartamento e carro próprios e mandando na agência toda. E também queria ganhar um prêmio no Festival Internacional de Publicidade de Cannes (França), o mais importante do mundo na área publicitária.

Mal sabia que, mais uma vez, estava sendo profético. Tudo se concretizaria antes de Gustavo completar 30 anos.

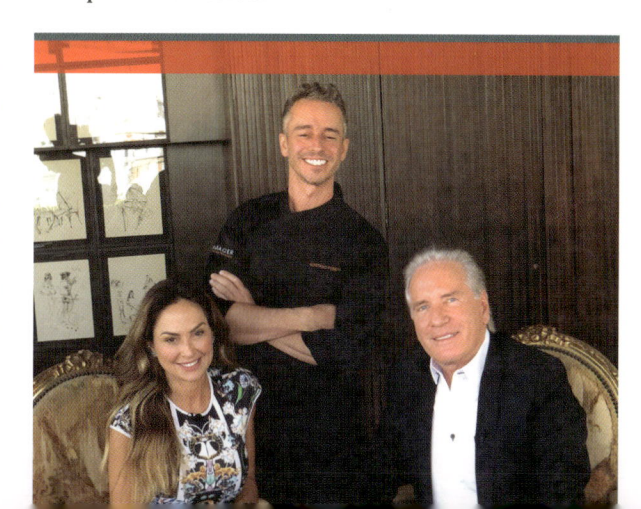

Escalada

A carreira publicitária de Gustavo Pereira foi construída em ordem ascendente, sem revés ao longo dos anos. Começou como estagiário, tornou-se assistente, trabalhou com atendimento e foi promovido a supervisor, gerente e diretor. Tudo em dez anos.

Da Calia, Gustavo foi trabalhar com Luís Grottera, outro grande nome da publicidade brasileira. A mudança aconteceu porque Gustavo queria ter uma experiência numa agência internacional. Foi contratado como supervisor de Atendimento ao Cliente na TBWA/Chiat/Day, onde Grottera era presidente. Lá trabalhou de junho de 2001 a junho de 2003.

Nessa época, aos 22 anos, realizou sua primeira viagem internacional. Durante um mês, fez um curso de inglês nos Estados Unidos, em Nova York. Um sonho antigo. Durante anos, quando o pai perguntava o que ele gostaria de ganhar de presente no Natal ou no aniversário, ele respondia que queria uma viagem para o exterior. Pedido sempre negado. O pai não o deixava viajar, alegando que, por não saber falar inglês, o filho teria dificuldade em se comunicar fora do Brasil.

Em junho de 2003, Gustavo deixou a TBWA e foi trabalhar com Roberto Justus na agência Young & Rubicam. Permaneceu por um pouco mais de um ano. Naquele momento, teve uma feliz surpresa ao receber um envelope do pai, com um recorte de jornal que dizia: "Primeiro vem o trabalho, depois o dinheiro". Nesse pequeno pedaço de papel, além da frase, havia apenas a assinatura do pai. Era a maneira de Aníbal dizer que aceitava a carreira publicitária do filho. Gustavo ficou um pouco mais feliz, pois sabia que o pai tinha orgulho dele.

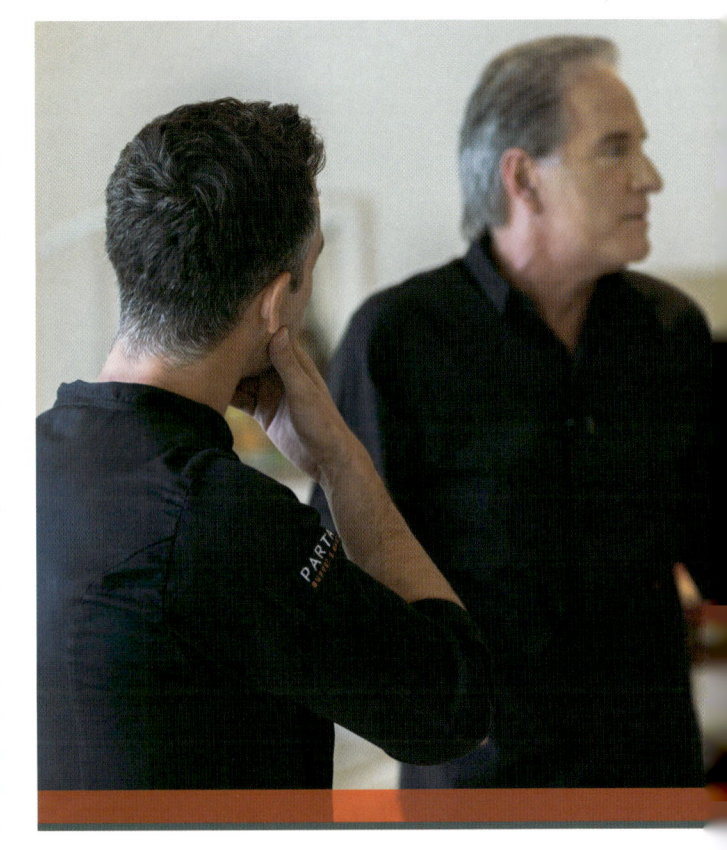

Depois da Young & Rubicam, o publicitário em ascensão foi trabalhar na McCann, outra grande agência com DNA internacional, onde foi contratado como gerente de projetos. Ficou na agência por aproximadamente três anos.

Em 2007, aos 28 anos Gustavo conquistou seu primeiro cargo de diretor de Contas na Almap BBDO. Após dois anos, o jovem publicitário foi trabalhar como diretor de Grupo de Contas da Z+, agência internacional do poderoso Grupo Havas, onde implementou a conta de varejo do Dia Supermercado, do Grupo Carrefour. Depois de três anos nessa agência, voltou para a Young & Rubicam, mas dessa vez como diretor de Grupo de Contas, o mesmo cargo que exercia na Z+.

Sucesso tem receita?

Como conquistar em tão pouco tempo uma carreira de sucesso? Para Gustavo Pereira, o importante é pensar de maneira não usual. "Eu olhava os colegas da área de atendimento e me perguntava: 'Como posso fazer diferente para me destacar na profissão?'. Isso sempre foi um ponto indispensável para mim."

De quebra, ele também preferia as contas mais "difíceis", aquelas que davam trabalho. Seu gosto por contas-problema tornou-se conhecido nas agências. E assim foi destacando-se e trazendo rentabilidade para clientes que eram rejeitados pela maioria. "Você precisa despertar aquela conta que já existe na casa e fazer o faturamento crescer absurdamente. As pessoas que trabalhavam em atendimento não tinham essa 'pegada', apenas atendiam a conta, mas eu a fazia brilhar, crescer e aumentar o faturamento. Sempre tive esse outro olhar para a publicidade."

Ir contra a corrente pode provocar sentimentos adversos nos colegas. Com Gustavo não foi diferente. Ele reconhece que, talvez, pode ter despertado ciúme em relação ao comportamento inovador, empreendedor. Não por ser próximo aos presidentes das agências – nunca foi – ou por fazer *lobby* ou política – nunca fez –, mas por se destacar e aumentar o faturamento de onde trabalhava. Não só cumpria metas, mas dobrava ou triplicava cada uma delas. E, ao contrário de muitos que ficavam até tarde no trabalho, ele fazia questão de cumprir o horário e não deixava sua equipe sair tarde. "Eu odiava ficar até tarde", confessa. "E as outras pessoas tentavam entender por que conseguíamos sair no horário. Simples: tudo tem um processo e o processo precisa ser respeitado."

O fato de ser virginiano, signo considerado o mais organizado e detalhista do Zodíaco, também ajudou. Ele afirma que costuma perguntar o signo das pessoas com quem convive profissional e pessoalmente. "Como virginiano, sou crítico, estou sempre criticando a mim mesmo. Sou o meu pior inimigo".

Determinado, o medo de errar jamais o fez permanecer na zona de conforto. "Na inércia, você não erra, mas também não acerta. Com o intuito de acertar, eu preciso falhar algumas vezes para poder entender o que está acontecendo". Durante muito tempo, Gustavo afirma que não percebeu isso. Com a mãe, aprendeu a valorizar as vitórias.

Além disso, a profissão deu uma noção de vida importante para as tarefas do dia a dia. "Eu brinco que todo mundo tinha de fazer Publicidade durante alguns anos, mesmo que vá para outro tipo de negócio. Aprendi que você precisa fazer uma lista de prós e contras. Se o pró for maior e melhor que o contra, beleza. Siga em frente! Aprendi também que as histórias são mais importantes que as pessoas. Nas reuniões, eu tinha de vender as histórias (no caso, os anúncios criados pela agência). Eu 'absorvia' aquelas pessoas e ficava no imaginário, fazia com que elas embarcassem comigo no que eu estava contando. Eu falava o que desejavam ouvir e elas ficavam encantadas. Depois que compravam a ideia, eu ia embora."

E se o cliente discordasse? O publicitário não perdia a pose e defendia seu ponto de vista. Gustavo usava a psicologia e falava: "Isso de discordar não é frustração sua? Não é a sua expectativa? São 30 segundos (duração média de um anúncio) que a gente tem para emocionar. Você não se emocionou?".

Gustavo, quem diria, chegou até a pensar em fazer Psicologia. Mas logo mudou de ideia. "Eu seria o pior psicólogo do mundo! Na minha cabeça, não existe culpa. Eu logo falaria para as pessoas: 'Façam o que quiser, vão, se joguem!'. Algo que ele sempre fez, sem arrependimentos. A vida é para ser vida, sem medo e com responsabilidade.

Prêmios e reconhecimento

A ascensão na carreira trouxe reconhecimento e destaque nas agências e na mídia também. Com o sucesso, vieram os admiradores, principalmente alunos de Publicidade de sua cidade de infância, Três Corações. Gustavo Pereira tornou-se ídolo para esses jovens. Desejavam conhecê-lo, queriam trabalhar com ele em São Paulo. Sua mãe, que sempre o apoiou, enchia-se de orgulho. O pai, que tanto queria que ele estudasse Medicina, passou a respeitar ainda mais a escolha do filho, principalmente depois de ver o primogênito na revista *Caras*.

Não demorou para os prêmios aparecerem. Não era qualquer prêmio, mas o mais cobiçado de todos eles – o do Festival Internacional de Publicidade de Cannes. Gustavo assinava a ficha técnica com o pessoal de Criação da agência e a redigia para os clientes, mostrando que o atendimento também estava preocupado em desenvolver um bom trabalho, e não só o pessoal da área de Criação – ou os "criativos", como costumam ser chamados nas agências.

Com a notoriedade, a conta bancária começou a engordar. Gustavo comprou carro e apartamento, deixando o aluguel de lado, e passou a viajar com mais frequência, que para ele era até mais importante que ter uma casa ou um veículo novinho na garagem.

Todo ano, ele fazia duas ou três viagens internacionais. Para descobrir os novos rumos da publicidade ou como funcionavam as agências fora do Brasil? Não, nada disso. Para conhecer os mais conceituados restaurantes e a gastronomia dos países visitados. Finalmente, depois de se tornar diretor da agência, ele conseguiu recursos suficientes para degustar os pratos mais estrelados do planeta.

Gastronomia pelo mundo

Nessa época, a gastronomia tornou-se presença forte em sua vida. Em cada país visitado, a trabalho ou de férias, ele fazia reserva em um restaurante com estrela Michelin – a mais respeitada premiação da área gastronômica, concedida pelo rigoroso *Guia Michelin*. Ao mesmo tempo, tentava conciliar um curso rápido de culinária nessas viagens, para apurar o paladar.

Viajou para Copenhague, na Dinamarca, para conhecer o Noma, depois de ficar meses na lista de espera. O restaurante foi considerado, em 2021, o melhor do mundo, de acordo com o ranking *World's 50 Best Restaurants*. Também foi para Nova York só para ter o prazer de degustar os elogiados pratos do Eleven Madison Park. Uma curiosidade: depois de permanecer fechado por 15 meses, durante a pandemia, o restaurante novaiorquino reabriu, em maio de 2022, com menu 100% vegano; segundo o *chef* responsável pelo cardápio, Daniel Humm: "É hora de redefinir luxo". Tanto o Noma quanto o Eleven Madison Park contam com três estrelas no *Guia Michelin*, o máximo permitido.

Em suas andanças mundo afora, Gustavo diz ter experimentado de tudo: baleia, cavalo, tubarão, rena. "Eu precisava formar meu paladar, saber o que era bom, o que combinava com o que. Ali eu estava me descobrindo, gastronomicamente falando. Parecia uma criança, enfiava tudo na boca. Até hoje tenho a mania de colocar na boca alimentos crus também."

A gastronomia estava entrando forte em sua vida, não que ele achasse ter, naquela época, algum dom especial em culinária. Até então, só sabia cozinhar ovo.

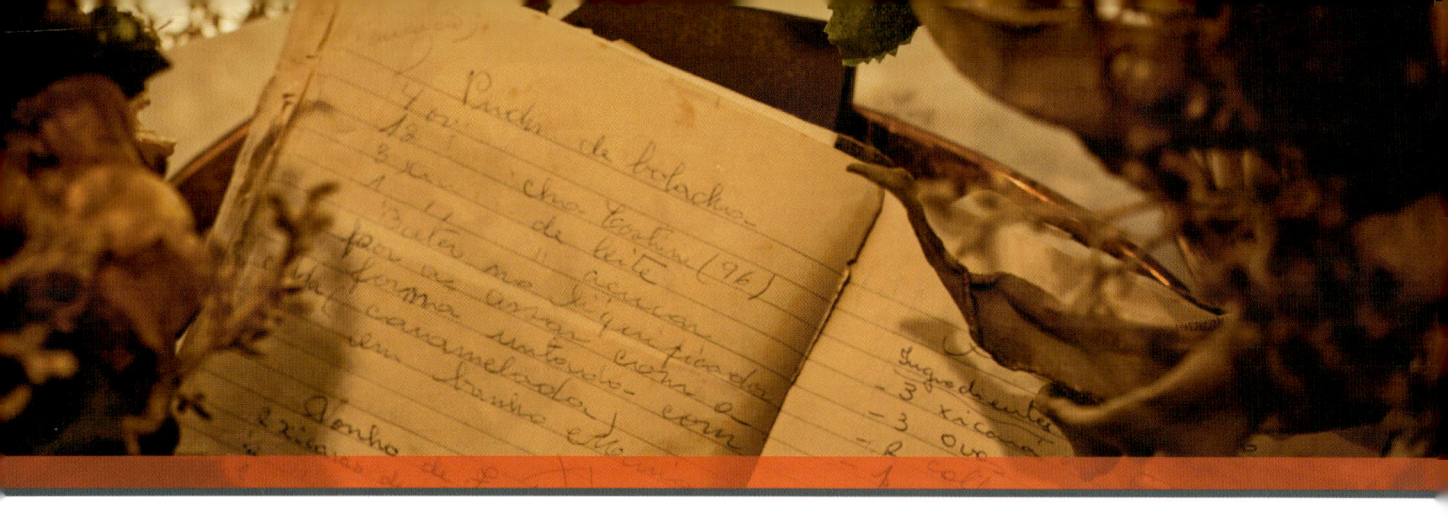

O caderno de receitas da avó

Todo o sucesso no meio publicitário não foi o suficiente para manter o brilho nos olhos do jovem profissional. Aos 29 anos, ele decidiu que não gostava mais de seu trabalho. Não imaginava o que faria da vida mais adiante, mas já sabia o que não queria. "O mais assustador era que aquilo que eu não queria estava impregnado em mim", revela.

Em meio a esse turbilhão de emoções, sua mãe ligou avisando que havia encontrado o caderno de receitas da avó Aydil. O achado foi obra do acaso.

A casa da família, em Três Corações, ficava em frente a um rio. Toda vez que o rio transbordava, a família perdia vários objetos, inclusive fotos. Os bens mais preciosos – como o caderno de receitas da mãe de Regina – eram colocados em locais altos, para que não sofressem com as enchentes. E foi assim que as anotações foram parar em cima da prancha de Gustavo, a qual ganhou da mãe aos 5 anos, pois ela desejava que o filho fosse surfista, mesmo morando em Três Corações, bem longe do mar.

O menino, que nunca teve jeito para esportes, jamais subiu na rejeitada prancha. Mas o objeto, muitos anos depois, foi útil para proteger a preciosa herança da amada avó. "Perguntei para minha mãe como ela havia encontrado o caderno, já que havíamos perdido muita coisa ao longo dos anos. Ela respondeu que ele havia sido colocado em cima da prancha e, toda vez que a casa inundava, a prancha subia, deixando-o fora da água. Ela estava guardada na prateleira mais alta de um armário, onde ninguém conseguia alcançar sem escada. No dia que minha mãe ligou, eu estava muito estressado. Falei para ela que aquilo era obra de Deus e pedi para enviasse o caderno para mim, em São Paulo."

O pesto que não deu certo

Pedido feito, missão cumprida. Com a chegada do caderno de receitas, o futuro *chef* arriscou-se no fogão, tentando ampliar seu repertório na cozinha, que naquele momento se restringia a ovos. A primeira receita a ser feita foi um molho pesto, que seria servido em um jantar para amigos. Mas, no meio do processo, acabou o azeite e naquele horário já não havia mais mercado aberto por perto. Gustavo não teve dúvida, usou o óleo no lugar do azeite. O resultado foi o pior possível. "Todo mundo colocava a comida na boca e cuspia. Perguntei se estava tão ruim assim e pediram para eu experimentar, coisa que eu não havia feito antes." E sim, estava horrível. Mas isso não o fez desistir da cozinha e deixar o caderninho de lado. Afinal, nele havia muitas memórias afetivas. "Eu lia, lembrava da minha avó e chorava muito."

Com o tempo, ele começou a brincar com as receitas do caderno da avó Aydil. Foi assim que aconteceu o inimaginável: as pessoas começaram a gostar dos pratos, principalmente das delícias mineiras, com tempero mais acentuado do que normalmente se utiliza em São Paulo. Os almoços e jantares na casa do publicitário ficaram disputados.

Momento de decisão

Para o bem-sucedido Gustavo Pereira, os dias de trabalho estavam cada vez mais insuportáveis. Só ficava feliz no último dia do mês, quando o dinheiro caía em sua conta. Esse processo dolorido durou bastante tempo, pelo menos cinco anos.

Durante o período em que questionava sua profissão, apesar de estar no auge do sucesso, Gustavo decidiu fazer um curso de Gastronomia em São Paulo, paralelamente ao trabalho. Não demorou para que os amigos sugerissem: "Se está tão infeliz com a publicidade, por que não muda de profissão?". Ele rejeitava a ideia, chamando os amigos de "malucos". Até que um dia foi demitido e sua vida mudou.

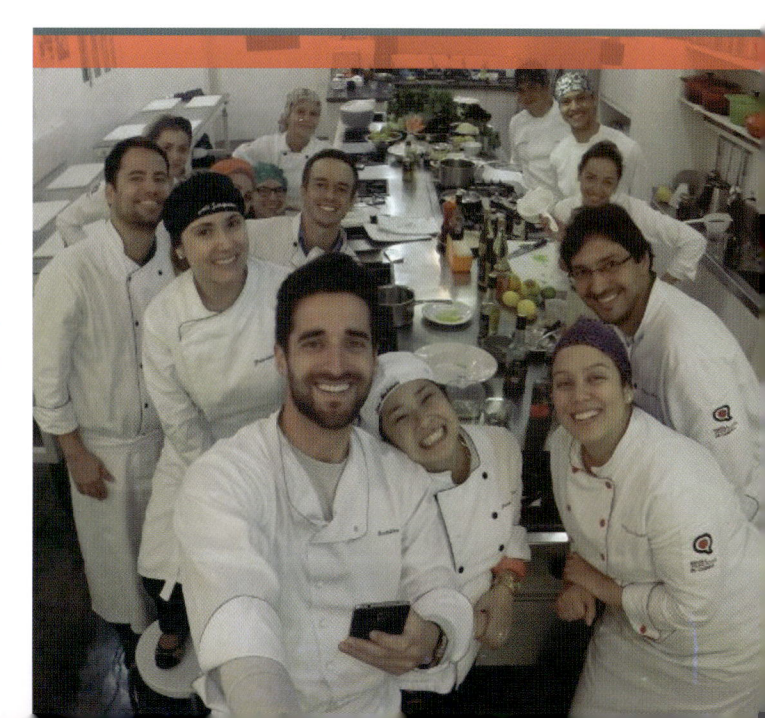

Cursos, recaída e aprendizados

Gustavo Pereira ainda não sabia, mas a futura vida de *chef* vinha sendo lentamente construída desde a infância, entre pratos e panelas das avós até a ida aos restaurantes com estrela Michelin pelo mundo afora. Fazer um curso de gastronomia como *hobby* ainda durante seu trabalho na agência Young & Rubicam, foi apenas consequência da busca por um paladar cada vez mais apurado e da vontade de conhecer as delícias e os segredos da alta culinária internacional.

O primeiro curso em que se matriculou foi na Escola Wilma Kovesi de Cozinha, em São Paulo. O trabalho de publicitário corria paralelo, mas a gastronomia era um jeito de administrar a insatisfação com uma carreira que já não fazia mais brilhar os olhos, além de ser uma boa maneira de desestressar. Nesse momento, em 2014, a intenção não era abandonar a publicidade. Não ainda.

O ovo e o caderno dos absurdos

A gastrônoma Gabriela Caffarena Junqueira Telles, uma de suas colegas na Escola Wilma Kovesi, lembra de Gustavo desde o primeiro dia de aula. Quando a professora e *chef* Carole Crema pediu a cada um dos alunos que se apresentasse, o ainda publicitário disse ser um mineiro que morava há alguns anos em São Paulo e que havia se matriculado no curso porque não aguentava mais cozinhar e comer ovos, a única coisa que sabia fazer. Carole não deixou por menos e disse que ele descobriria que nem ovo sabia fazer, afinal há várias técnicas e não são nada fáceis. A sala caiu na risada. "Muitos de nós estávamos lá por diversão, para tirar a cabeça do trabalho. Nem imaginávamos que aquele seria o pontapé para novas carreiras", relembra Gabriela.

De humor sarcástico e fala afiada, Gustavo deixava as aulas mais leves e engraçadas. Mantinha até um caderno com as perguntas mais absurdas dos alunos e as respostas mais duras – ou "coices", como prefere Gabriela – de alguns dos professores.

O lado descontraído, porém, não o impedia de ser focado nas aulas e determinado a extrair o melhor de cada ensinamento. Para Gabriela, ele é tão criativo que se sairia bem em qualquer área. E essa criatividade também era exercida na hora de construir os pratos, tornando-o craque em *food design*. "Alguns estudos indicam que 100% do que a gente vê sinaliza para o cérebro se aquilo é bom ou ruim. Se você olha algo bonito, o cérebro entende que aquilo está bom. Ou seja, um prato muito bem apresentado avisa ao cérebro que seu conteúdo está delicioso. Pode até ser que não esteja, mas o visual traz uma informação importante. Precisamos atingir os cinco sentidos", diz Gustavo Pereira.

Cobaias de fins de semana

A *chef* e amiga Gabriela não poupa elogios ao, hoje, também *chef*. "A marca pessoal de Gustavo são seus valores. Ele consegue transformar algo altamente sofisticado em simples. Ele quer que você coma uma bomba de chocolate com as mãos e se lambuze. E quanto ele traz de bagagem conquistada na vida! Ele teve a coragem de mudar de carreira ainda no auge e recomeçar." Uma decisão que, a rigor, não é para muitos.

O amor à gastronomia, ainda em segundo plano, já era exercitado pelo publicitário. Antes de lançar âncora em outra carreira, durante o curso na Escola Wilma Kovesi, Gustavo já gostava de levar as receitas para treinar em casa e convidar os amigos para experimentar cada um dos pratos. Eram suas "cobaias". Nem tudo dava certo, e ele acabou colecionando mais sucessos que fracassos. Até hoje, o *chef* não sabe se os amigos o elogiavam porque realmente gostavam dos quitutes, se estavam sendo educados ou se queriam apenas garantir novos convites para comer em sua casa nos finais de semana.

O primeiro curso rendeu bons momentos de descontração. "Não era sério, era tipo: vou brincar, vou me divertir, vou criar coisas novas, vou aprender. Estudávamos à noite e as outras pessoas também não levavam a sério a gastronomia, não naquele momento. Elas faziam outras coisas e ainda estavam só aprendendo. Erravam muito, falavam besteira, daí o caderninho com as frases erradas."

A saída da Young & Rubicam, em decisão conjunta, em 2015, veio em boa hora, ajudando-o a decidir definitivamente pela gastronomia.

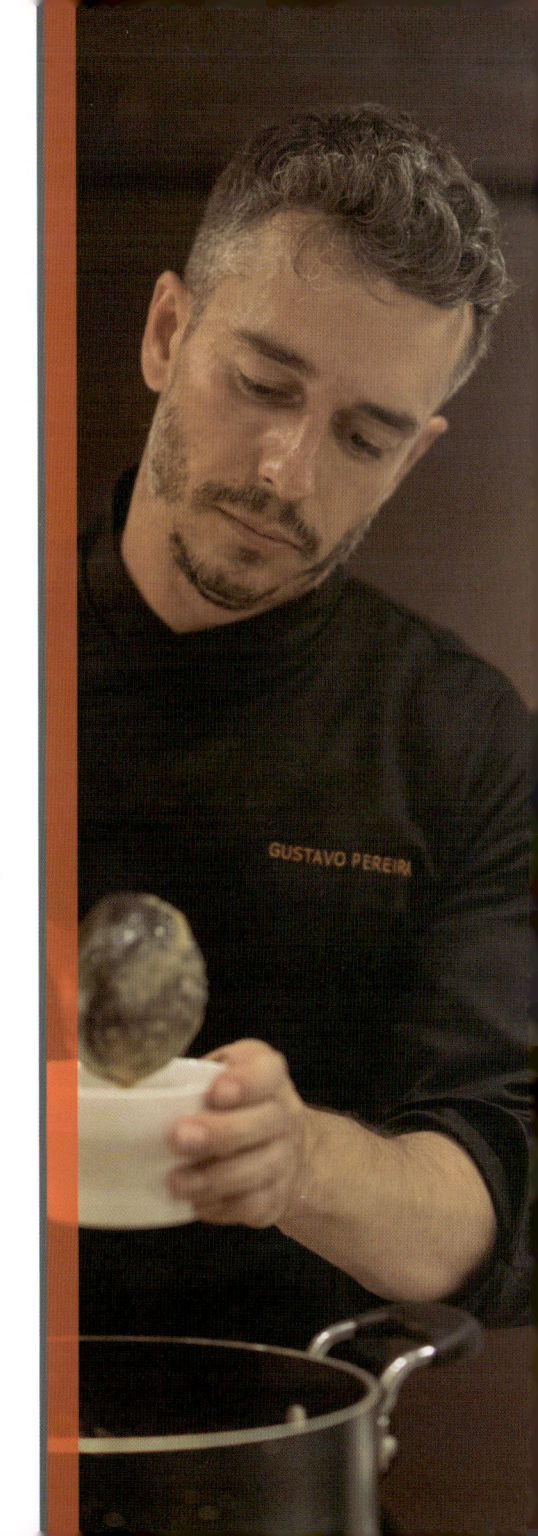

Próxima parada: Maní

Decisão tomada e curso concluído na Escola Wilma Kovesi – depois de quase um ano de aprendizado –, havia chegado o momento de encarar uma cozinha profissional de verdade. Na época, o restaurante paulistano Maní, da *chef* Helena Rizzo, detentor de uma reluzente estrela Michelin, estava recrutando interessados para o programa de estagiários. Gustavo foi escolhido para participar da primeira turma, que trabalharia no restaurante durante quatro meses. Não houve teste prático, só entrevista. Bom de argumentos, não teve dificuldade em ser aprovado.

O primeiro programa de estágio do Maní estabelecia que os escolhidos fariam um rodízio de atividades no restaurante. As tarefas começavam na produção do que seria realizado no dia, passando por pratos quentes, pratos frios, chocolate e confeitaria. Quatro meses que valeriam um curso completo em uma grande escola de culinária, totalmente com foco no lado prático.

Do sonho ao pesadelo

A experiência no Maní tinha tudo para dar certo. Não deu. Primeiro, por ser um estágio não remunerado. Segundo, porque a autoestima de Gustavo sofreu um enorme baque. Ex-diretor de uma grande empresa, com ótimo salário, paparicado e procurado pelas pessoas em razão da influência que construíra e dos eventos dos quais participava, da noite para o dia ele viu sua popularidade e seu poder irem por água abaixo. Ou, mais exatamente, pelo ralo da pia da cozinha.

Ficou muito incomodado com isso. "Nessas horas, você vê que não é ninguém, só um estagiário na cozinha, que leva bronca de todos. Comecei a olhar aquele universo e pensar: 'Gente, estudei tanto na vida, trabalhei em tantos lugares legais e olha onde vim parar'." Ele reconhece que naquele momento não entendia a dinâmica envolvida na administração de um restaurante, só depois percebeu que havia ali uma importante descoberta, útil inclusive para *buffets* de eventos.

Outro aspecto que contribuiu para a experiência não ser a que sonhava foi o fato de não poder exercer sua criatividade. Havia um cardápio que precisava ser cumprido e respeitado à risca, era impossível criar em cima de receitas já consagradas ou modificar ingredientes. "Minha autoestima está muito ligada à autovibração. Necessito me sentir criativo, vivo, produzindo coisas diferentes. Mas, ali, apenas estava na cozinha fazendo a mesma coisa que todos os outros estagiários. Por mais que eu pensasse em fazer algo de modo diferente, cada vez que tentava era advertido. Eles não querem algo diferente, querem a mesma coisa todos os dias."

Eventos? Agora, sim!

Não havia como continuar, estava infeliz lá. Contudo, antes de tirar o uniforme de estagiário e ir embora, ele ofereceu-se para trabalhar no Manioca, a casa de eventos do Maní, localizado ao lado do restaurante.

Ao contrário de sua experiência decepcionante no Maní, Gustavo apaixonou-se pelo ritmo de uma casa de eventos. Adrenalina pura na veia. Gostou tanto que decidiu lançar, com um amigo, um *buffet* de eventos chamado Cozinha Club. Em seis meses, conseguiram dois únicos trabalhos. Em um deles, ele ganhou 150 reais; no outro, 200. Totalizando 350 reais em um semestre. "Olhei e pensei: vou ser pobre para o resto da vida, meu pai tinha razão." Ele nem havia contado para Aníbal que tinha deixado a publicidade. A publicidade, no entanto, não havia desistido dele.

Publicidade: a recaída

Entusiasmado com a ideia de tornar-se *chef* de um *buffet* de eventos, mas desanimado com o minúsculo retorno financeiro, Gustavo começou a pensar com carinho na possibilidade de voltar a trabalhar em agências. Por que não ganhar um pouco mais de dinheiro com publicidade e, mais adiante, viajar mundo afora, aprimorando-se em gastronomia? No Maní, ele percebeu que os grandes cozinheiros, que estavam tocando a cozinha do restaurante, ou já haviam estudado fora do Brasil ou pretendiam fazê-lo. Em gastronomia, estudar e trabalhar no exterior agrega ao currículo.

O momento, porém, não parecia muito favorável a um retorno. A publicidade estava enfrentando uma de suas maiores crises. Agências se fundiram, diretores importantes foram demitidos e substituídos por pessoas mais jovens, algumas empresas internacionais saíram do Brasil, o que era *off-line* tornou-se *on-line,* o mercado passou a dar mais importância à performance em detrimento da criatividade. Com um agravante, os ídolos de Gustavo tinham se aposentado.

O painel para um possível retorno parecia desanimador, mas a estrela de Gustavo não deixaria de brilhar.

Certo dia, quando estava no Manioca ele recebeu uma ligação do Bradesco. O banco queria que ele voltasse a trabalhar em uma agência de publicidade – como ele já havia trabalhado com sua conta publicitária durante muitos anos, seria mais fácil levá-la para a agência onde ele estivesse atuando.

Dessa vez, Gustavo não teve dúvida: era hora de sair do Manioca e voltar para o antigo hábitat. Levando a conta do Bradesco, ele foi trabalhar na Leo Burnett, uma das maiores agências do país. De repente, lá estava o então ex-estagiário de gastronomia no meio de mais de 50 pessoas, que só falavam em tecnologia digital – na época, segundo ele, nem sabia o que era isso direito.

Gustavo só não desanimou porque tinha planos. Ficaria um ano na Leo Burnett, estruturando a conta do Bradesco, e depois faria um curso no exterior. Na volta, abriria um *buffet* de eventos. Já havia escolhido até o país onde estudaria: França, o berço da gastronomia do mundo, referência internacional.

Malas prontas para Paris

Durante o período em que ficou na Leo Burnett, um ano e quatro meses, ele pediu férias antecipadas. Gustavo embarcou com amigos em uma viagem gastronômica para a França. Visitou vários restaurantes com estrela Michelin. No voo de volta, com o comportamento já modificado, perguntaram a ele: "Quando você se muda para a França?". Segundo os amigos, Gustavo estava insuportável. Sinal de que não estava feliz.

No período que passou no Maní, ele também estava mal, mas seus olhos ainda brilhavam. "Meus amigos disseram que talvez eu odiasse a experiência vivida no Maní, mas eu amava trabalhar com gastronomia. E aquilo ficou na minha cabeça."

Sem hesitar, começou a procurar uma boa escola gastronômica para estudar. Depois de conversar com *chefs* experientes, como Claude Troigrois e Helena Rizzo, optou pela centenária Ferrandi Paris. Fazer um curso lá parecia praticamente impossível. As exigências eram muitas. Seria preciso levar a carta de apresentação de um *chef*, comprovar experiência em cozinha e ter estudado gastronomia, além de ter obtido as melhores notas. São apenas 16 vagas por ano. E, normalmente,

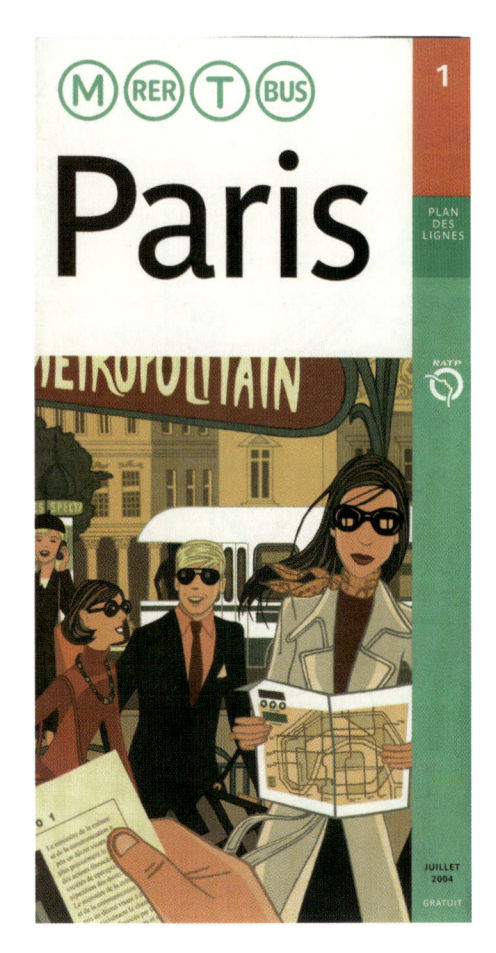

De volta ao Brasil, conversou com a Leo Burnett para acertar sua saída. Ficou até 5 de janeiro de 2018. Dois dias depois, embarcou para a capital francesa.

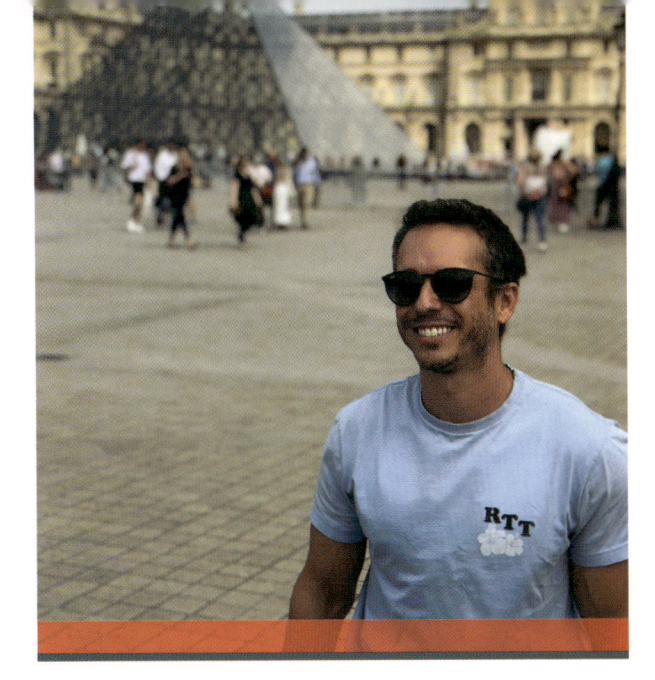

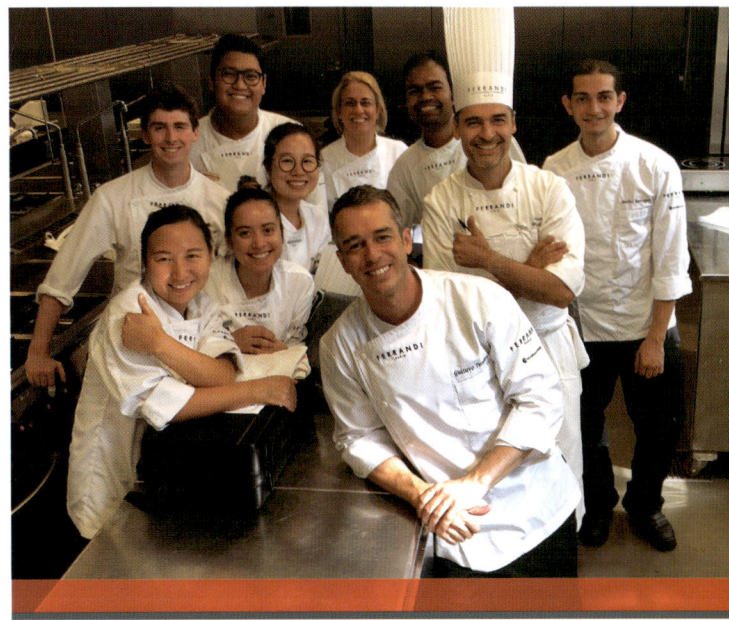

as pessoas demoram de dois a quatro anos para conseguir fazer um curso naquela tradicional instituição gastronômica.

Gustavo não falava francês, mas a Ferrandi já contava com uma sala de pessoas que não dominavam a língua. Pelo menos, esse era um ponto a favor do futuro estudante.

Com uma carta de apresentação da *chef* Helena Rizzo e muita determinação, o ainda funcionário da Leo Burnett embarcou para Paris.

Chegou o dia da entrevista na Ferrandi. Nela, ele só falou da avó Aydil e da paixão pela gastronomia. Ele achou que não ia passar, principalmente pela pouca experiência, mas estava enganado. Foi aprovado e o curso começaria em menos de cinco meses.

"Como matar o publicitário que há em mim?"

Sem falar a língua do país, deixando o Brasil com temperatura de 35 graus e chegando em pleno inverno francês com 15 graus negativos, Gustavo desembarcou na Cidade Luz. Foi do aeroporto para o hotel. E entrou em depressão. "Eu me lembro de me levantar, olhar no espelho, dar um suspiro e voltar para a cama". Foram nove dias seguidos assim. Um dia antes de o curso começar, levantou-se e disse para si mesmo: "Vou ser *chef* de cozinha e as pessoas vão me reconhecer por essa profissão".

Ao conversar com um médico tempos depois, descobriu que não é incomum as pessoas terem alterações de humor quando mudam a vida radicalmente.

Os próximos meses foram de muitos estudos e indagações: "Como eu mato o publicitário que há em mim? Como eu mostro para o mundo que sou *chef* de cozinha?".

A resposta veio naturalmente. Começou a postar no Instagram o dia a dia em Paris, os bastidores de uma cozinha, seu trabalho com os *chefs*-professores. No final do curso, já contava com 95 mil seguidores. O mesmo Gustavo, que pouco tempo antes não sabia nada de linguagem digital, agora a dominava em benefício próprio. E com louvor.

O dia a dia de um estudante

O início das aulas na Ferrandi trouxe um benefício extra ao aluno brasileiro: o estabelecimento de uma rotina. Se estava perdido nos dias anteriores, sem saber o que fazer com o tempo livre, agora havia um objetivo: assistir às aulas das 7 horas da manhã às 7 horas da noite. Nada menos que 12 horas diárias.

Ele estava tão empolgado com as aulas que nem conseguia olhar para as pessoas que estavam em volta. Também havia a preocupação em entender o que os professores diziam: o curso era em inglês, mas com várias palavras e expressões em francês. Um processo complicado para quem não dominava bem nenhuma das línguas, tendo em vista que é necessário compreender, procurar referências em português e, mais difícil ainda, não ter medo de falar. Tudo muito novo para o aprendiz Gustavo Pereira.

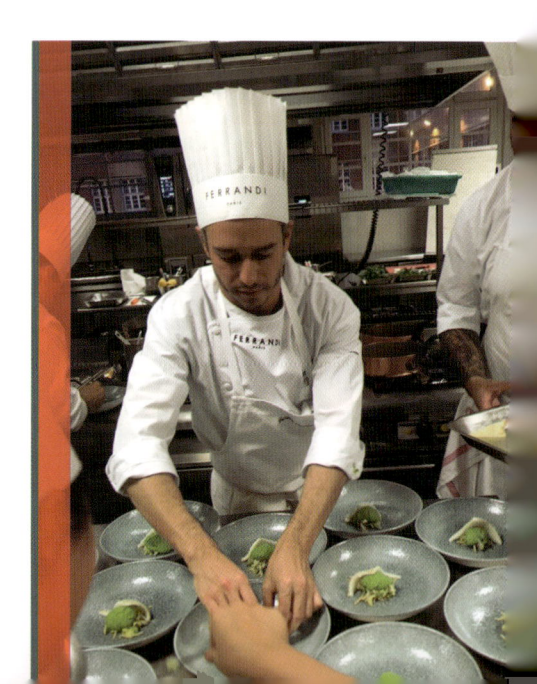

A Ferrandi não deixava de exigir o máximo de seus alunos, obrigados a memorizar vários processos culinários. Todos detalhadamente explicados e executados pelos alunos. Entre os estudantes, escolhidos pelos mestres, havia o *chef* da semana, que precisava compreender ainda melhor o que fora ensinado em aula. Havia também o braço direito do *chef* da cozinha, outra função importante. Ou seja, não faltavam deveres para os pupilos da Ferrandi. "Quando chegava minha vez, eu tinha que me sair tão bem quanto os outros. E eu já ficava tenso em relação a isso. Nunca fui uma pessoa ansiosa, mas fiquei naquele curso. Foi um período de aprendizado, não só de gastronomia e línguas mas também de autoconhecimento, administrar a ansiedade", confessa Gustavo.

A escola também não admitia faltas, a não ser por um motivo importante e devidamente comprovado. Gustavo faltou uma única vez, quando teve uma crise de pedra nos rins na sala de aula. No dia seguinte, já estava a postos, pronto para recomeçar a rotina de estudos.

O choro e o elogio

O curso durou cerca de sete meses, período em que os alunos lidaram com os mais variados aspectos da gastronomia francesa, de saladas a carnes, de peixes a confeitaria. As aulas eram estilo "mão na massa". Nada de ensinar a manejar uma faca, aprender cortes. Os *chefs*-professores partiam do princípio de que, se o aluno estava lá, ele já conhecia essas habilidades básicas, com certo domínio de ingredientes e técnicas.

Gustavo compara as aulas com o programa *Masterchef*. Os alunos recebiam uma ordem, uma receita e o prazo de duas horas para produzir a comida. A partir do momento que o primeiro prato era entregue, havia cinco minutos para finalizar os restantes, sob pena de perder pontos na nota. E ainda precisava fazer um empratamento bonito. "Esse curso me deu muita visão de empratamento. Você define a louça e o professor diz se é adequada ou não e se houve equilíbrio entre os ingredientes. Às vezes, não é a melhor louça para determinado tipo de molho, por exemplo. Todo esse aprendizado vai criando uma memória de consciência na hora de montar os pratos, seja em *buffets*, seja em restaurantes."

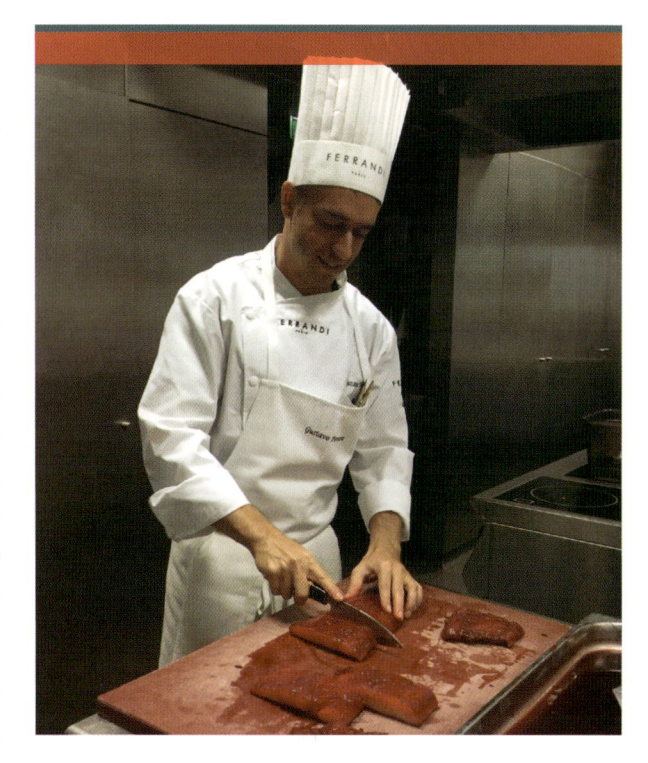

Nem sempre Gustavo se saiu bem. Um dia, ele demorou para entregar um dos pratos. Quando o finalizou, estava quente demais e o *chef* o derrubou no chão. Nessa hora, foi até bom não entender muito bem a língua francesa. O *chef* esbravejou, gritou e falou vários nomes impublicáveis. Resultado: o aluno saiu chorando da aula, inconformado com a reação do mestre aborrecido.

Houve ótimos momentos também. Por exemplo, quando um dos chefs examinou o prato feito por Gustavo e disse um simples *"c'est bon"*. Algo como "está bom" ou "está ok". Nada muito entusiasmado, mesmo assim um grande elogio vindo de um *chef* francês. Nesse momento, o aluno se acalmou em relação às aulas e pensou que, finalmente, estava no caminho certo.

Assim como no Maní, ele também foi obrigado a controlar seus ímpetos de criatividade em Paris. Cada vez que tentava incrementar uma receita, recebia uma bronca do professor. No final do curso, Gustavo entregou um prato exatamente como estava sendo pedido, sem modificação alguma. Como resposta, recebeu de um professor: "Cadê o Gustavo, *chef* brasileiro? Cadê o inventor? Você já domina o clássico, agora me surpreenda". Nesse momento, ele entendeu a importância de respeitar a técnica inicial. Se trabalhasse bem o clássico, conseguiria elaborar melhor as invenções posteriores. Essa foi uma das lições jamais esquecidas da Ferrandi.

Um ensinamento reforçado em uma viagem à Florença, na Itália, onde percebeu que mesmo os artistas mais vanguardistas, alunos das escolas de artes florentinas, estavam se exercitando nas ruas pintando paisagens. "Percebi que na gastronomia é a mesma coisa. Para você querer criar, precisa saber fazer a base."

Primeiro contato com o público

Além do ambiente tradicional de uma escola de capacitação profissional em gastronomia, com salas de aula e cozinhas-laboratório, a Ferrandi oferece aos alunos uma experiência única: a oportunidade de trabalhar uma vez por semana em seu restaurante Le Premier, que tem uma estrela Michelin, aberto ao público. Nesse dia, os alunos convidados fazem o menu degustação para um jantar de gala. "Depois que terminava, eles faziam a gente caminhar pelo salão e nos apresentavam. As pessoas aplaudiam. Foi meu primeiro contato com o público, achei fenomenal. Não ganhei nada, zero dinheiro, mas aqueles aplausos representavam a melhor remuneração. O *chef* escolhia o menu e era sempre uma descoberta, coisas que eu nunca tinha cozinhado na vida: rã, coelho. Era uma complementação das aulas. Saíamos da faculdade, corríamos para o restaurante e ficávamos lá até 1 hora da manhã", conta Gustavo.

Ritz Paris

A escola de gastronomia também coloca os alunos em contato com todos os restaurantes com estrelas Michelin da França, fazendo a ponte para que seus pupilos consigam estágio. O ex-publicitário passou uma semana trabalhando em um lugar que é objeto de desejo de todos os *chefs*: o luxuoso Hotel Ritz Paris, encravado na Praça Vendôme, por onde já passou uma lista infindável de celebridades – a estilista Coco Chanel morou por mais de 30 anos em uma de suas suítes.

Estagiário tem acesso limitado no Ritz, não pode se movimentar por todos os espaços. Gustavo trabalhou a maior parte do tempo com doces e massas e foi lá que começou a gostar realmente de doce, iguaria quase proibida em sua infância. "Eles têm os doces menos doces que eu já tinha conhecido. Ao mesmo tempo, eles trazem uma memória afetiva com chocolate, marshmallow..."

Da parte das massas – que ele define como fenomenais –, o *chef* encantou-se com um *velouté* de cogumelos, recriado por ele quando voltou ao Brasil. "Tudo o que você vive e vê é referência para trabalhar. Na cozinha não existe cópia, a não ser que você pegue uma receita e a replique literalmente em seu restaurante ou evento. Nós pegamos a técnica e a adaptamos para um prato totalmente diferente do que era. Aqui sirvo esse *velouté* com ovo perfeito e lascas de trufas, porque, na minha cabeça, cogumelo, trufas e ovos formam uma combinação perfeita. No Ritz, esse *velouté* é um molho de um dos raviólis deles."

De sua experiência como estagiário em um dos hotéis mais famosos do mundo, Gustavo só tem elogios, apesar de ter encontrado dificuldade com a língua, uma vez que toda a comunicação era feita em francês. "Eles são impecáveis, têm uma qualidade absurda e se preocupam com cada detalhe, algo que aprendi lá e trouxe para meu dia a dia no Brasil. Preocupam-se também em preservar o alimento, usá-lo como um todo, evitar desperdício, escolher bem o ingrediente." Ensinamentos inesquecíveis e úteis para o futuro dono de um *buffet* de eventos.

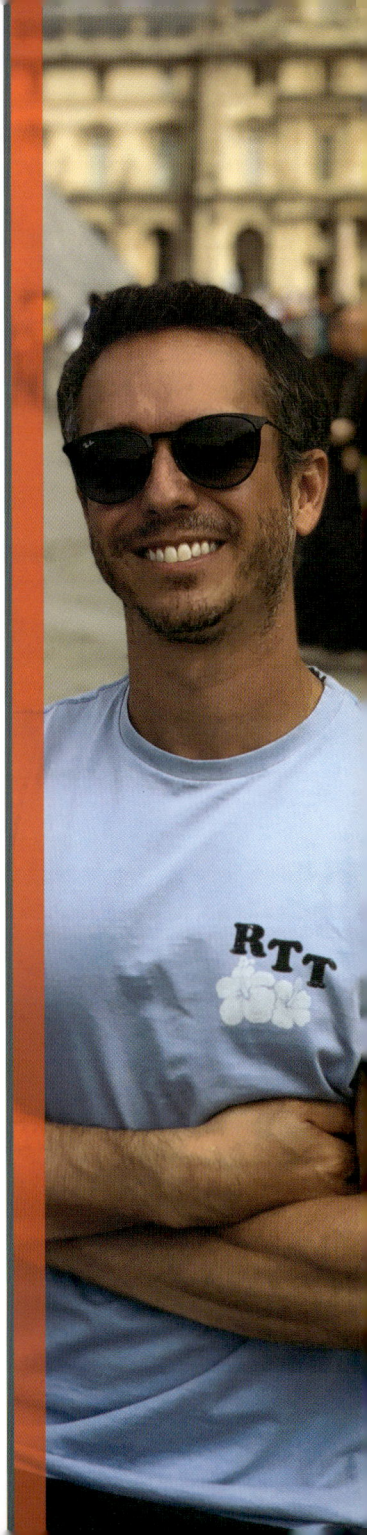

Da França para o Japão

Antes de voltar para o Brasil, o já *chef* diplomado pela Ferrandi decidiu fazer um giro pelo mundo para inteirar-se de outros tipos de culinária, outros gostos, outras técnicas e ingredientes. O destino foi o Japão, onde visitou Tóquio, Osaka, Kyoto, Hiroshima, Nagasaki. Em cada parada, novas descobertas e referências.

Da gastronomia japonesa, o que marcou foram os cortes de peixe, os molhos orientais, a beleza e o cuidado com a estética dos doces, a limpeza, o cuidado ao servir e... o melão. Isso mesmo. Eles são apaixonados por essa fruta. "Tem até uma receita que criei aqui no Brasil que vem um melão dentro do prato. Sempre buscamos influências e trazemos para cá. Os japoneses são incríveis em termos de gastronomia."

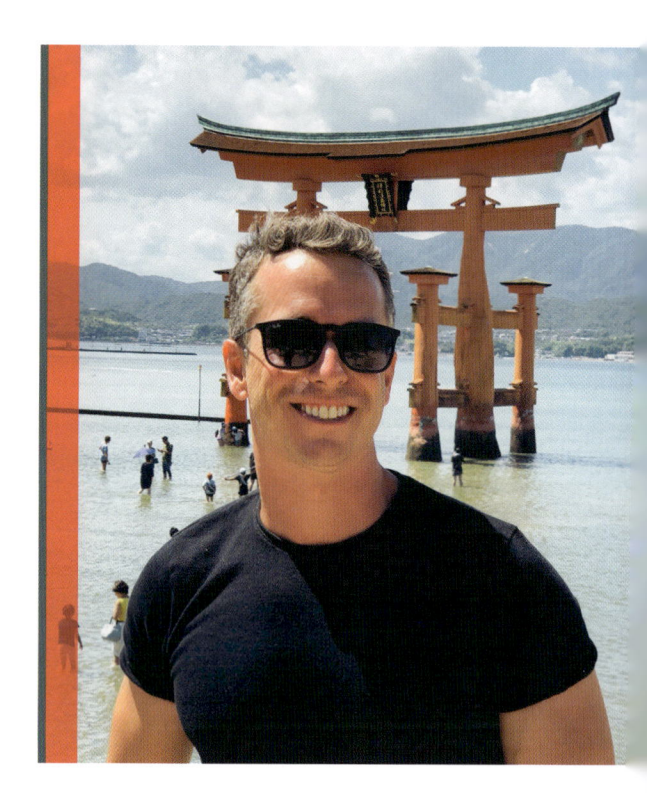

Surge o nome Partager

Apesar da rica experiência gastronômica, o maior legado que encontrou no Japão não foi uma referência da culinária local. Em Tóquio, com um caderninho na mão, ele anotava sugestões para batizar seu futuro *buffet* de eventos no Brasil. "Encontrei um bar de vinhos franceses com tapas espanholas e *chef* português, escrito *Partager* em cima. Percebi que o *chef* tinha uma história muito parecida com a minha, ele queria compartilhar as coisas do mundo com as pessoas. Aí, pensei: é isso que eu quero. Quero compartilhar conhecimentos dos cursos, dos sabores, inclusive do publicitário que vive em mim, porque é isso que diferencia da Helena Rizzo, do Henrique Fogaça e de outros *chefs*. Tenho um lado publicitário e posso contar histórias que eles não podem. Talvez possam, mas não querem."

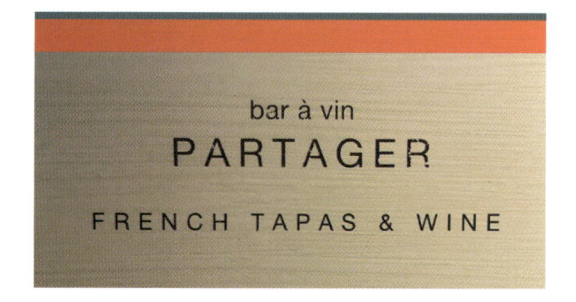

Partager, em francês, significa compartilhar. Uma experiência que logo mais Gustavo implantaria em seu país de origem. Mas ainda não era o momento de voltar, havia outros países na mira do *chef*.

Austrália para mergulhar e aprender

Do Japão, Gustavo continuou sua peregrinação pelo mundo, dessa vez na Austrália. Como nem só de gastronomia vive um *chef*, mesmo que seja apaixonado por essa arte, uma das primeiras coisas que fez foi mergulhar em uma barreira de corais, a maior do mundo, com mais de 2 mil quilômetros de comprimento e 150 quilômetros de largura, estendendo-se pelo litoral do estado de Queensland.

Depois do mergulho, voltou sua atenção para a gastronomia nativa. Melbourne confirmou algo que ele já sabia: o café é um dos pontos altos da cidade, há um nível de exigência muito alto em relação ao consumo do produto. O fato de a cidade sofrer influências gastronômicas do Japão, da China e da Coreia também despertou o interesse do *chef* recém-formado. Além do mais, ele queria experimentar pratos à base de canguru e jacaré. Gostou? Não achou uma maravilha, mas diferentes.

Próximas paradas: Coreia do Sul, Islândia, Rússia, Polônia...

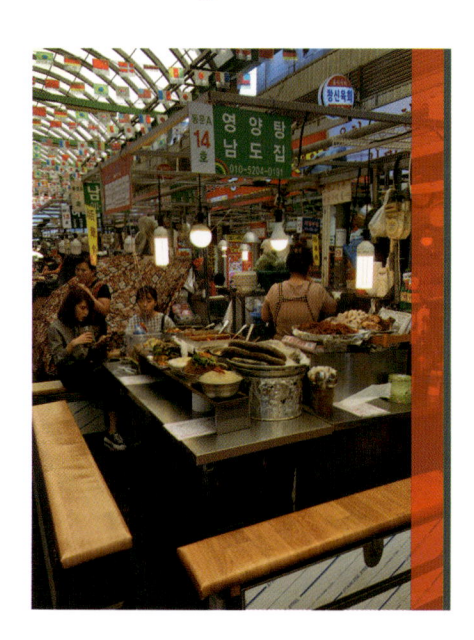

A rota gastronômica incluiu também a Coreia do Sul, país que tem crescido muito economicamente nos últimos anos, refletindo em sua culinária, agora mais sofisticada do que anos atrás. De lá, Gustavo lembra-se de um minipolvo consumido no mercado municipal. Uma experiência e tanto: "Eles cortam os tentáculos, mas cada um deles tem um minicérebro, que fica se mexendo. É uma briga entre nós e eles. Você tem que colocar na boca e comer rapidamente, antes que eles te matem", brinca o *chef*.

Na Islândia, ele provou várias carnes que nunca havia comido. A de tubarão, por exemplo. Há todo um ritual para consumi-la. Primeiro, é necessário matar suas toxinas, deixando a carne apodrecer debaixo da terra por três ou quatro meses. Depois disso, coloca-se ao Sol por mais uns quatro meses. Seguidas essas regras, ela está pronta para consumo. "Daí você come um pedacinho e é a coisa mais horrível do mundo, tem gosto de éter com xixi", conta Gustavo.

Comeu também carne de rena e de baleia, a qual é liberada para o consumo por pequenos períodos. Outra experiência marcante. "Comi um *carpaccio* de baleia. Quando ele chega, vermelho, você leva um susto: 'Afinal, não é peixe?' Mas, então, você lembra que a baleia é um mamífero. Você o coloca na boca, sangrando. Dá um *tilt* na cabeça."

Apesar de nem todas as experiências terem sido agradáveis, o *chef* diz que o paladar nunca retrocede. Quanto mais se consome alimentos diferentes, mais se aprimora. E, segundo ele, um *chef* precisa ter *background*. "Se alguém pedir um prato com coelho, com rã, você precisa saber qual é o gosto. É difícil cozinhar um prato que nunca experimentamos."

Na Rússia, visitou Moscou e São Petersburgo. Uma gastronomia rica e com ingredientes que conquistaram a alta culinária internacional, como o caviar. Lá, Gustavo decidiu experimentar o estrogonofe. Nenhuma grande novidade em relação ao feito no Brasil, visto que, segundo o *chef*, lembra nosso picadinho com creme de leite.

Na Polônia, visitou dois restaurantes com estrelas Michelin. Achou incrível a gastronomia polonesa, muito ligada à batata.

A lista de países incluiu ainda um roteiro clássico da Europa – Alemanha, Espanha, Portugal, Itália...

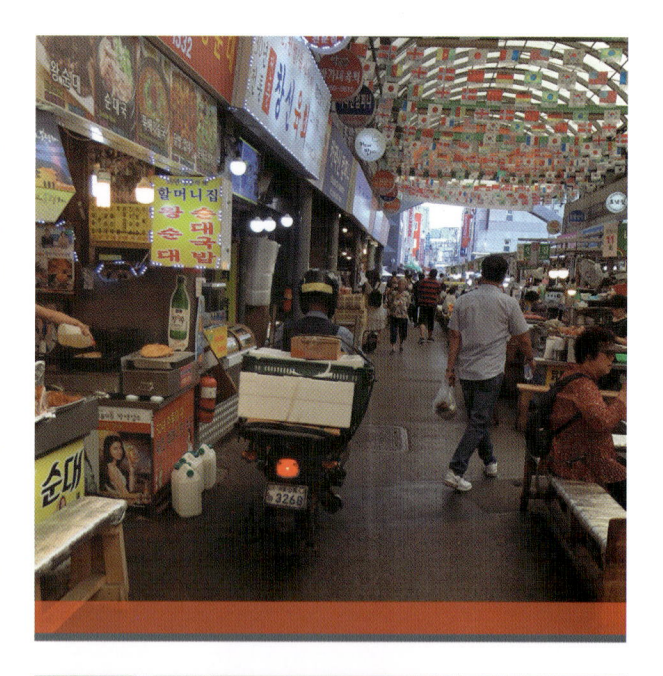

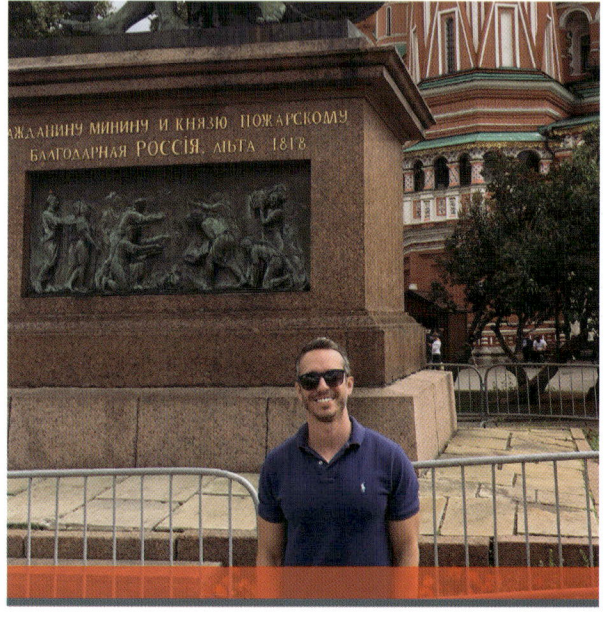

Le Cordon Bleu e Kitchen Club

Além das viagens mundo afora, o amplo conhecimento gastronômico de Gustavo Pereira seria enriquecido ainda mais com cursos de imersão em duas outras instituições gastronômicas de peso: a francesa e centenária Le Cordon Bleu, cobiçada por *chefs* de todo o planeta, e a moderna Kitchen Club, em Madri. Na Le Cordon Bleu de Paris, ele mergulhou no clássico do clássico, de acordo com o ex-aluno da Ferrandi. Já na unidade de Londres, obteve referências mais modernas. Na Kitchen Club, a inspiração tendia para a cozinha molecular. "Na época, eu tinha uma coisa maluca com molecular, gostava da experiência de mudar o estado físico dos ingredientes. Depois desse curso, percebi que isso pouco importa. O ideal era, no momento, trazer para o Brasil uma técnica surpreendente. Eu não precisava seguir o molecular, algo clássico ou moderno. Eu podia brincar com tudo isso. A escolha da Ferrandi foi um pouco por esse lado. Fui entender as técnicas para aplicar em meu dia a dia."

De volta ao Brasil

Depois de seu *tour* gastronômico mundial, Gustavo chegou a São Paulo trazendo na bagagem muitos sonhos e nenhuma ideia de como os tornaria realidade. Não sabia por onde começar. Amigos perguntavam: "Você tem um plano de negócios?". E ele respondia que só tinha muito amor, vontade e dedicação.

Para ele, abrir um *buffet* de eventos seria a última cartada. "Eu dizia que só tinha isso para dar certo na vida, não havia outra opção. Se eu demorasse seis meses fazendo um *business plan* e gastando dinheiro, eu não saberia, na prática, o que ainda precisava aprender ou como um *buffet* de eventos funciona na prática."

Das sete malas lotadas que trouxe do exterior, três delas continham somente equipamentos, entre os quais uma sorveteira, um Thermomix (mistura de batedeira e processador) e uma batedeira. Era toda a tecnologia que dispunha para começar a implantar o *buffet* de eventos e, assim, tornar o sonho uma realidade.

Foi o que fez.

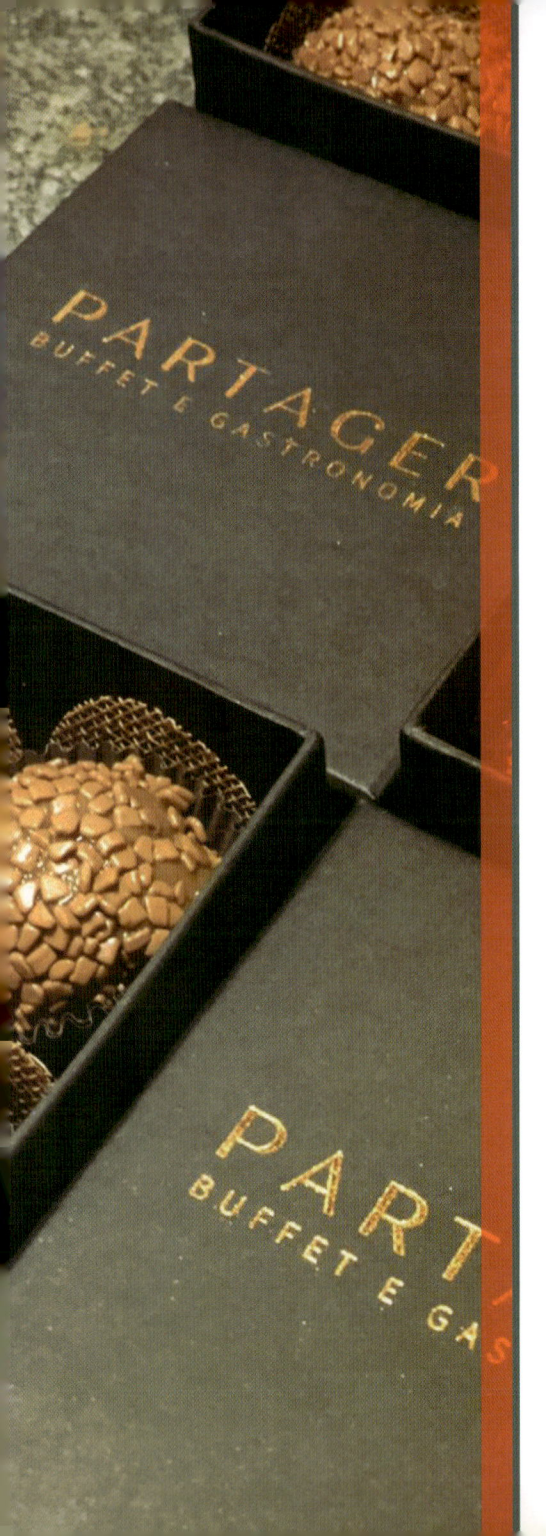

Nasce a Partager Buffet e Gastronomia

Compartilhamento de ideias e sabores

Em 19 de novembro de 2018, Gustavo Pereira postou no Instagram e no Facebook as poucas palavras que mudariam sua vida: Partager Buffet e Gastronomia. Nos comentários, ele escreveu: "Novo projeto gastronômico". Colocando um ponto final em sua longa carreira publicitária e iniciando a jornada como *chef*, em tempo integral.

Sem saber muito bem o que esperar como proprietário de um *buffet* de eventos – ou de experiências gastronômicas, como ele prefere –, o agora empreendedor decide testar o trabalho na prática e em sua casa, uma cobertura duplex na Rua Oscar Freire, no Jardim América, em São Paulo. Não tinha ainda um equipamento industrial, mas a intenção era apenas avaliar se o novo negócio daria certo ou não.

Brigadeiros que abraçam

Novidade postada nas redes sociais, ele aguardou os contatos dos futuros clientes. Nada! Ele esperava uma chuva de telefonemas e de contratações. Ninguém ligou. Sem desanimar, o jeito foi bater de porta em porta, apresentando a marca. Um amigo, já acostumado a lidar com parceiros comerciais, sugeriu que ele poderia preparar um presentinho para oferecer em uma reunião com possíveis clientes, algo que fizesse parte de sua memória afetiva.

A ideia foi aceita na hora. "Pensei: vou montar uma caixinha com quatro brigadeiros belgas e levar nessas reuniões. Minha ideia era unir as memórias afetivas que ganhei da minha avó com as técnicas que aprendi em Paris. Queria que as pessoas colocassem o brigadeiro inteiro na boca. Eu queria emocionar os clientes com os sabores. Para mim, faz todo o sentido a comida abraçar as pessoas. E isso eu já dizia antes da pandemia. Depois, essa história de a comida abraçar as pessoas ficou ainda mais forte."

A sugestão do amigo em oferecer brigadeiros foi tão bem-sucedida que, logo na primeira tentativa, Gustavo conquistou seu pedido número 1. O primeiro cliente foi a Qatar Airways. Ele levou os brigadeiros e eles amaram. Compraram 50 caixas para dar de presente para executivos.

Durante um tempo, o fornecimento de brigadeiros era exclusivo para a Qatar, ele não poderia vendê-los para outras pessoas. Gustavo confessa que ficou com receio de ser reconhecido somente como o "Rei do Brigadeiro", de tanto sucesso que os docinhos fizeram.

A história com a Qatar não parou no primeiro pedido. A empresa também decidiu fazer um evento com a participação de dez celebridades e influenciadores. Quase como um *workshop*: primeiro, o dono da Partager ensinaria a cozinhar e, depois, o jantar seria servido. O *chef* adorou a ideia. Seus clientes começavam a pensar fora da caixa, o que foi estimulante para o criativo novo empreendedor, alguém que sempre pensou em inovar, surpreender.

Assíduo nas redes sociais e um experiente publicitário, Gustavo Pereira conseguiu divulgar com maestria o nome Partager em seus *posts* bem elaborados e com fotos marcantes. E não demorou para chamar a atenção de um personagem-ícone da gestão de negócios do mercado do luxo no Brasil, Carlos Ferreirinha, presidente e fundador da MCF Consultoria. Ele viu o Instagram do *chef* e se apaixonou pelo trabalho dele. Então o convidou para fazer um evento para dezoito CEOs de empresas do mercado de luxo.

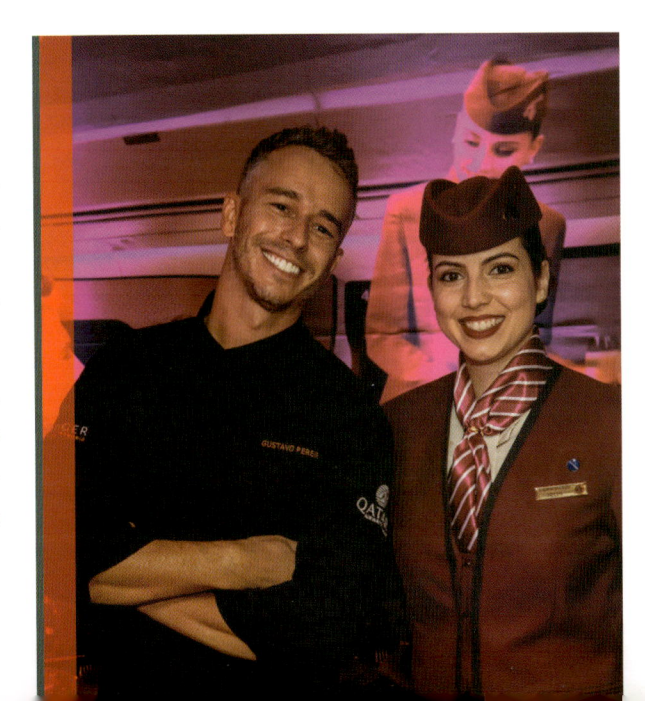

Ferreirinha conta mais detalhes: "Nunca tive uma relação de amizade direta com o Gustavo, mas sim uma relação com conhecidos próximos dele e, de alguma forma, o que ele fazia começou a me alcançar por suas postagens, pela forma como ele promovia seu trabalho. É um hábito meu indicar sempre novos contatos, profissionais inovadores que estão iniciando e não sejam ainda tão *mainstream*, exatamente para gerar o fator surpresa, o encantamento nas pessoas. Sou reconhecido por ser lançador, aquele que inicia movimentos. Faz parte da minha característica."

O local do jantar para os CEOs: o próprio apartamento do *chef*. A data escolhida: 18 de dezembro de 2018. Uma festa de final de ano realizada para Gustavo Pereira mostrar seu talento. Ele ficou tão empolgado que decidiu marcar o bufê na casa dele. Nesse dia, a revista *Veja* foi fazer uma reportagem com o *chef* e viu o circo armado. E o que saiu na revista? *Chef* Gustavo oferece sua casa para eventos. Na época, estava tornando-se comum os *chefs* em Paris abrirem suas casas para eventos.

Temporal em dia de festa

O jantar, marcado para ter início às 19 horas, seria realizado no segundo andar do duplex, em área descoberta. Por volta das 21 horas, os convidados provavelmente já começariam a ir embora. Essa era a expectativa, mas a realidade foi bem diferente e assustadora.

Nesse dia, caiu uma tempestade em boa parte do país. Ferreirinha, obviamente um dos convidados, estava em Manaus e não conseguiu embarcar para São Paulo, o aeroporto fechou. Tentou até o último minuto, mas às 19 horas ligou para o *chef* e descartou qualquer possibilidade de comparecer ao evento. Para compensar sua ausência, enviaria um vídeo para ser mostrado aos convidados.

Mas onde estavam os convidados? Com a cidade de São Paulo alagada, nenhuma alma viva, como diz Gustavo, conseguiu chegar a tempo. Deu 19 horas, 20 horas, 20h30, nada de os CEOs chegarem. Tya, cantora contratada para interpretar as canções das memórias afetivas do *chef*, dedilhava o violão e dizia que tinha hora para ir embora. O assistente de cozinha estava ainda mais preocupado: era preciso desligar o fogo porque a carne começava a passar do ponto.

Por volta das 21 horas, o interfone toca e o porteiro avisa que os convidados finalmente estavam chegando. Todos estavam ensopados e irritados, pois não havia serviço de *valet* para estacionar os carros. "As mulheres estavam com os cabelos totalmente desmanchados, parecendo *poodles*. Comecei a recebê-los e percebi que todos estavam de mau humor, sem entender o que estavam fazendo na casa de um *chef* e sem o Ferreirinha. Todo mundo se acomodou. E eu, tremendo, com o coração na boca, tentava contar minha história. Eu achava que todos sairiam dali mais bravos ainda. Era véspera de Natal, estava dando tudo errado."

Nem tudo, na verdade. Tya começou a apresentar o repertório preparado especialmente para aquela noite. A primeira música foi "Maria", de Milton Nascimento e Fernando Brant. A mesma que o pai de Gustavo colocava para tocar quando ele ainda era criança, firmando suas raízes mineiras. A segunda canção foi "La vie en rose", imortalizada por Edith Piaf; a música que estava tocando quando chegou no metrô em Paris. Minas Gerais e a capital francesa deram as mãos naquela noite para contar a história do *chef* Gustavo.

Quando ele percebeu, as pessoas já estavam ficando alegres, repetiram o prato e também começaram a pedir música. Às 3 da manhã, o clima no apartamento era de vibração. "Gustavo, nós estamos discutindo aqui qual vai ser a primeira marca a te contratar", o *chef* ouviu ao passar por um grupo de pessoas. Às 4h30, chegou a levar um grupo para visitar o banheiro da suíte para conferir a marca das toalhas que ele usava.

Nesse dia, foi a primeira vez que o *chef* colocou o dólmã, a roupa de *chef*, com seu nome escrito. Ele confessa que foi uma emoção muito forte. Uma semana depois, a Partager já fazia um evento para a Swarovski. Em seguida, para a Trousseau, marca do segmento *premium* de enxovais, graças à visita ao banheiro da suíte no dia do evento.

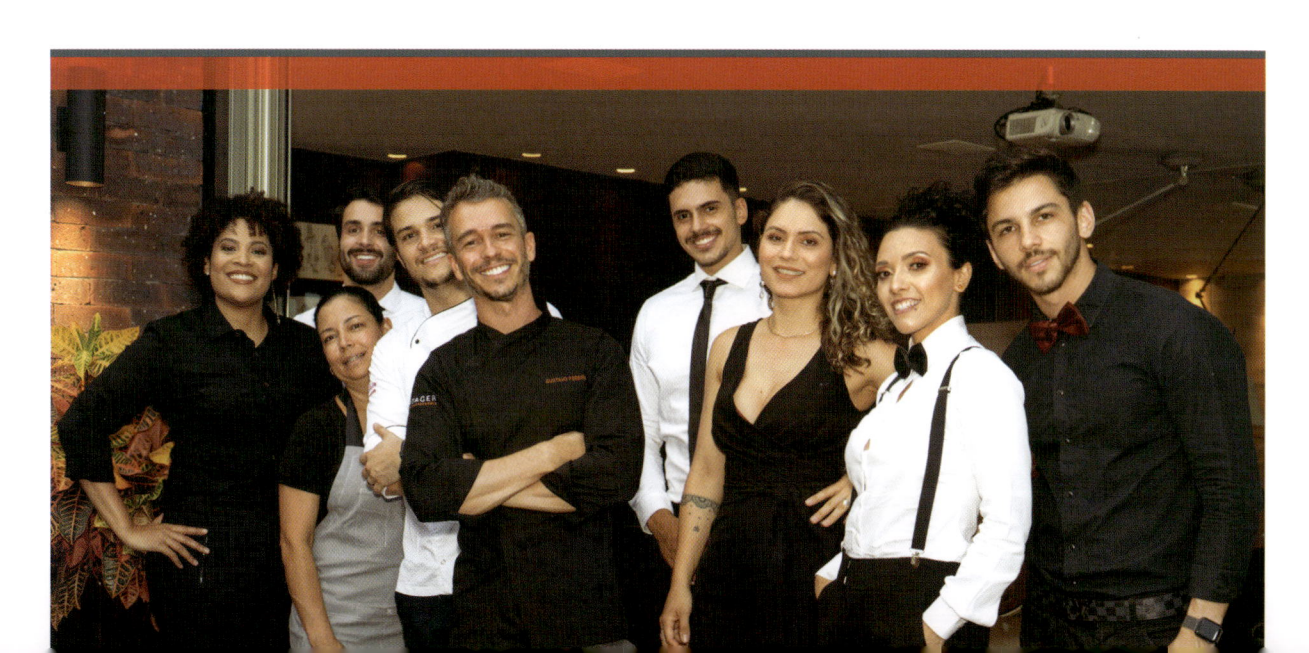

A Partager decola

Depois do jantar bem-sucedido, apesar dos percalços iniciais, o nome Partager começou a frequentar as rodas dos representantes do mercado de luxo da capital paulista. Os eventos foram acontecendo naturalmente, um após o outro. Dior, Credit Suisse e XP Investimentos estão entre os primeiros clientes, ao lado da Qatar, da Swarovski e da Trousseau.

Nenhuma surpresa para Carlos Ferreirinha, o idealizador do jantar para os CEOs. Para ele, um dos elementos mais importantes para se trabalhar com as marcas de luxo é a capacidade das empresas ou dos profissionais se manterem em um ritmo constante de encantamento, surpresa, impecabilidade, comprometimento com a excelência e, acima de tudo, consistência. Características, segundo Ferreirinha, encontradas no *chef* e responsáveis por ele ter conquistado um espaço importante entre as marcas. "Gustavo é muito persistente, muito corajoso, muito obstinado pela excelência. Tem olhar crítico, predisposição à sofisticação e, também, possui um critério de diferenciação, de um elemento a mais. Isso é absolutamente brilhante." Vindo de um dos papas do luxo no Brasil, o elogio é uma assinatura de competência do *chef* ainda iniciante.

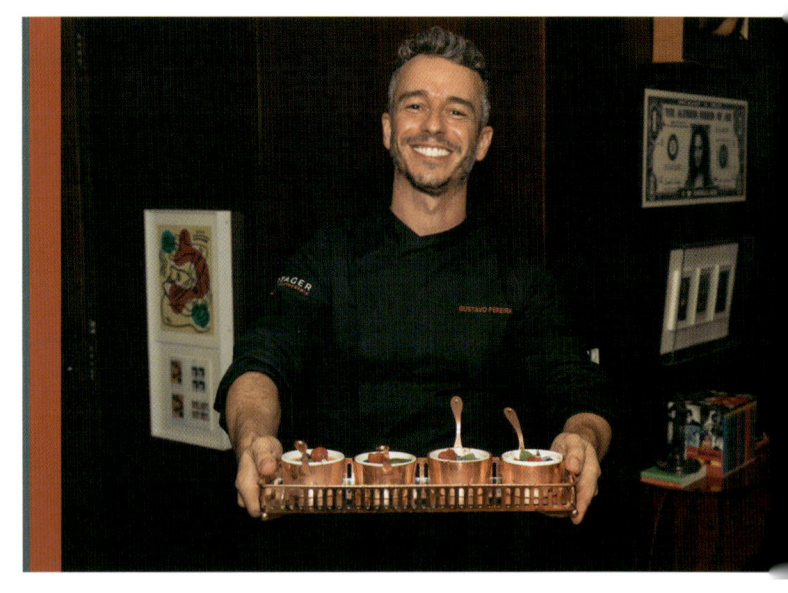

A importância das memórias afetivas

Com uma linguagem peculiar de trabalho, a Partager começa a se posicionar como um *buffet* que faz seu trabalho de maneira diferenciada, dando espaço às memórias afetivas do anfitrião e analisando com profundidade o DNA das marcas. "Se for para mostrar novas coleções, por exemplo, a comida vai acompanhar o tema. Fazemos um cardápio específico para cada cliente. Conseguimos criar histórias e a gastronomia volta a ser a protagonista, não mais a música, o DJ ou outras atrações."

Mas, para o *chef*, qual é o papel das memórias afetivas nos eventos preparados por ele? A resposta vem rápida: "Memórias afetivas é você olhar o produto ou o prato e, de cara, se identificar com ele. A grande diferença entre memórias afetivas e um prato da gastronomia é quão afetivo ele é para mim e quanto ele me abraça. Uma coisa é você comer algo, fechar os olhos e aquilo te levar a algum lugar. Outra coisa é comer um prato gostoso, mas você não fazer ideia do que é aquilo. A gastronomia tem esse poder de levar alguém a uma viagem."

Ele reconhece que, no início, as pessoas se assustavam um pouco com a história de memórias afetivas. Muitos diziam que queriam simplesmente um cardápio, mas o *chef* rebatia dizendo que gostaria de fazer o menu com alimentos de que o anfitrião gostasse, que tivesse o jeito dele, uma vez que essa emoção seria passada aos convidados.

A alma do negócio

Memórias afetivas geram emoções. Para Gustavo, não é possível fazer um evento sem que a essência do cliente esteja presente. Aos 17 anos, ele leu que a publicidade era a alma do negócio e discordou na hora.

"A alma do negócio é o cliente, e não a publicidade. Entender o cliente e o consumidor é a alma do meu negócio e eu trouxe isso para a gastronomia. Houve cliente que recusei porque, quando fui fazer o *briefing* para entendê-lo melhor, descobri que ele não tinha alma. Estava mais preocupado em dar comida em fartura que emocionar as pessoas com a gastronomia. E o 'dar comida' não é minha praia; para isso, ele pode contratar um *buffet* que vai criar uma mesa enorme, sem identidade alguma, para os clientes matarem a fome. Pensando bem, vou mudar a frase para 'a gastronomia é a alma do negócio', porque é isso que importa. Eu abraço as pessoas por meio da comida."

Nem sempre acessar a alma do cliente é garantia de sucesso. O *chef* também já teve um insucesso logo no início da Partager. O evento aconteceu no Brás, bairro paulistano conhecido por suas lojas de roupas populares. Gustavo não sabe se o cliente fez um *briefing* errado ou se ele não entendeu direito, mas acabou montando, com sua assistente, uma bela mesa para trinta pessoas, número confirmado pelo contratante. O que o cliente esqueceu de dizer é que a família viria junto. "Acho que estavam há uma semana sem comer. Quando entraram, parecia que havíamos aberto a 'Porta da Esperança' (quadro do programa do apresentador Silvio Santos, que realizava desejos dos participantes). A mesa acabou em cinco minutos, tinha mais de duzentas pessoas. Foi aí que entendi que é preciso deixar tudo muito bem amarrado. São trinta pessoas sozinhas ou com acompanhantes?" Apesar de não ser um *case* vitorioso, valeu pela lição importante que aprendeu.

Dos eventos mais marcantes, ele se lembra de um café da tarde/jantar temático para quarenta mulheres. Todas elas estavam de chapéu, parecia algo saído do livro *Alice no país das maravilhas*. Foi então criado um clima lúdico, desde o momento de colocar o *consommé* no prato até o chá com algodão-doce que derretia. Tudo ficou muito bonito. Esse foi um belo *case* construído pela Partager.

E a pandemia chega ao Brasil

Com o número cada vez maior de clientes, tudo ia muito bem para a Partager e seu proprietário, até que um novo vírus descoberto na China conseguiu parar o mundo, literalmente. Com os primeiros casos de covid-19 no Brasil, em março de 2020 foi decretada a primeira quarentena em São Paulo, com grandes restrições ao deslocamento das pessoas e ao funcionamento de empresas, escolas, comércio, repartições públicas, instituições bancárias.

Até aquele momento, os eventos estavam sendo realizados na casa de Gustavo Pereira. Com o decreto da quarentena, as duas datas reservadas pela Qatar foram imediatamente canceladas. Em uma semana, todos os outros compromissos já marcados também foram suspensos. "Eu me vi com três funcionários sem saber o que fazer com eles. Cada um foi para sua casa, ficamos duas semanas falando por WhatsApp. Cheguei à conclusão de que eu precisava fazer alguma coisa para não enlouquecer."

Fez várias. Primeiro, iniciou *lives* de gastronomia pelo Instagram, duplicando o número de seguidores em pouco tempo. O advogado Luiz Felipe Ferraz, companheiro de Gustavo desde 2009, e o produtor de eventos e amigo Ed Mendes acompanharam *in loco* os programas de receitas do *chef*, então recluso. Ed conta que eles se divertiam muito e ainda podiam provar todas as deliciosas receitas. "Vivenciamos um momento muito especial, quando tivemos a ideia de ir ao centro de São Paulo observar o que estava acontecendo. Vimos uma verdadeira guerra civil, com pessoas passando fome e sem ter onde dormir. Voltamos para casa e criamos um evento juntos: levar quentinhas nos fins de semana para os moradores de rua, feitas com muito amor."

O preto e o verde

Para Gustavo, ajudar quem mais necessitava naquele momento foi a maneira que encontrou de amenizar toda a loucura que estava acontecendo. Ele acredita que quando você ajuda alguém, a vida também te ajuda.

E foi o que aconteceu. Os brigadeiros que tanto sucesso fizeram no início da Partager voltaram a ser encomendados. Nem caixa para colocar as iguarias o *chef* tinha em estoque. Nessa hora, o lado publicitário renasceu e ele mesmo começou a fazer caixas pretas com o nome Partager escrito na cor cobre. Logo, as caixas passaram de pretas para verdes. Cada cor pensada com o maior carinho. "A fazenda da minha avó era toda verde e ela tinha panelinhas de cobre."

No final de 2020, ele mal conseguia circular pelo apartamento com tantas embalagens espalhadas. Foi então que decidiu criar uma cozinha industrial. Eles faziam quatro festas por semana e a casa dele não comportava mais. As duas geladeiras que tinha ficavam lotadas. Nesse momento, ele concluiu que já estava na hora de sair de casa. E como tinham um portfólio grande de produtos, ele poderia transformar uma loja em *showroom* da marca e escritório dos eventos.

O revolucionário Gustavo, muito além do preto e do verde, surpreendeu mais uma vez e criou doces para eventos e caixas de presentes dos clientes, com as coberturas nas cores das marcas. Essa personalização é um sucesso.

A Partager ganha espaço próprio

A pandemia parecia estar no final, os eventos voltariam em breve. Era o momento certo para colocar em prática novos projetos. Gustavo Pereira já havia marcado a data para inaugurar sua loja: 9 de março de 2021, seguindo os conselhos de um astrólogo que afirmou que seria o dia perfeito para criar um negócio de grande sucesso.

Não deu certo. A quarentena foi estendida em São Paulo com medidas ainda mais restritivas. Ele abriu e fechou a loja pelo Instagram. Pensou que iria falir. Foi aí que começaram a fazer delivery. E, dessa vez, foi bem-sucedido.

Com o abrandamento da pandemia, a loja física voltou a existir, hoje está encravada em um espaço charmoso da Alameda Itu, no Jardim América. "Nós a divulgamos como um local exclusivo, onde as pessoas marcam hora e fazem uma experiência gastronômica. Pode ser um café harmonizado com brigadeiro, por exemplo. A loja é o *showroom* do *buffet*. Da mesma forma que no início da Partager, eu reorientei o mercado de eventos, aqui estamos catequizando as pessoas, mostrando que não é uma cafeteria, que não pode passar pela rua e entrar – até pode, para conhecer a marca –, mas a ideia é levar essa experiência para um evento."

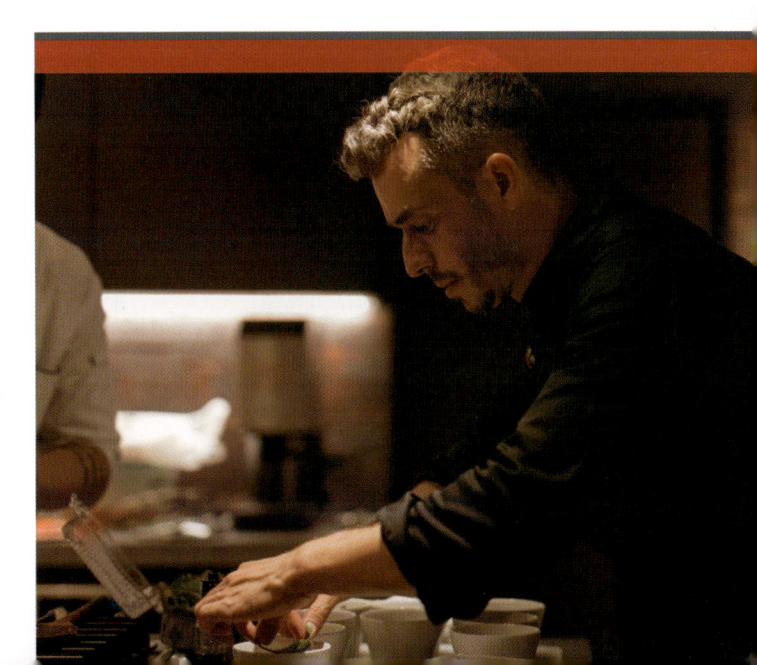

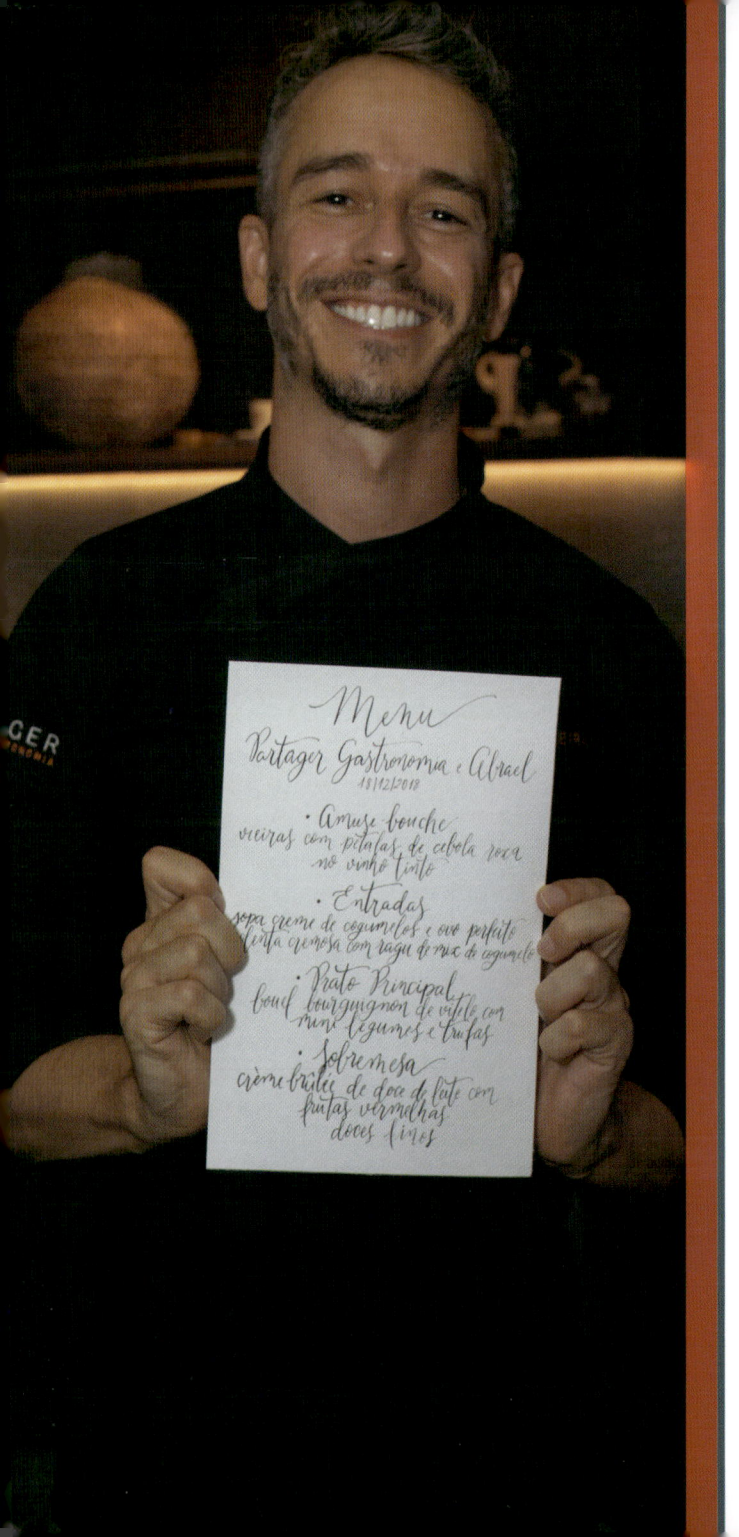

Com a mudança de *status* da Partager, a cozinha da casa de Gustavo ficou para fins domésticos. Hoje, os equipamentos são profissionais. Eles trabalham com o que há de melhor no mundo. Gustavo se orgulha de seu forno alemão – objeto de desejo de todos os cozinheiros –, o qual faz a programação do dia, lava-se sozinho, avisa sobre todos os processos e trabalha as receitas que são inseridas nele, além de informar sobre cada detalhe do que está acontecendo com o alimento. É um equipamento inteligente, ótimo até para fazer *macaron*, pois tira a umidade da delícia francesa, um desafio para os confeiteiros.

Aliada dos cozinheiros, a tecnologia de ponta tornou-se indispensável para a alta gastronomia, tanto nos equipamentos maiores, como forno e fogão, quanto em utensílios menores, como panelas e facas. Alguns ingredientes da culinária japonesa, por exemplo, precisam ter o corte perfeito. Como o salmão, que, por ser fibroso, necessita de muita perícia na hora de fatiar. As ervas também merecem cuidados especiais. Se a faca não estiver boa, ela estraga o produto, em vez de cortar, tornando-o irregular.

Para o dono da Partager, um empreendimento gastronômico hoje precisa prestar atenção em três pilares: o talento dos *chefs* e cozinheiros, a tecnologia e a aparelhagem. E, claro, é necessário ter discernimento na hora de comprar os ingredientes.

Atenção à sazonalidade

Pratos com morango o ano todo? Fazer o mesmo pedido no restaurante meses a fio? Nada disso. Gustavo Pereira aponta a sazonalidade como um item importante que deve ser levado em conta por todos que trabalham com gastronomia – e pelos consumidores também. Isso já acontece na Europa, mas não muito no Brasil. "Na hora de criar um cardápio, precisamos saber o período do ano em que estamos e se há os ingredientes que vamos sugerir. Não vou indicar figo ou morango se não for a época dessas frutas. O brasileiro precisa entender que não pode chegar ao restaurante e pedir o mesmo prato o ano todo. Você quebra o lugar agindo assim. Ou o *chef* vai precisar criar pratos muito simples, ou não vai ter quase nada bom para oferecer em razão da sazonalidade."

Outra dica valiosa é conhecer os produtores locais, não só para incentivar a produção da região mas também pelo frescor dos ingredientes e pela menor distância e maior disponibilidade.

No caso da Partager, o *chef* Gustavo procura, sempre que possível, conhecer as fazendas que fornecem os produtos. "Preciso saber como é cuidado o alimento, quem são as pessoas que estão fazendo isso, se não há trabalho escravo ou infantil, como agem em relação à carne. Acontece muito de não existir cuidado algum na criação e na morte dos porcos, por exemplo. Dependendo de como ele é morto, a carne enrijece."

As aves também merecem atenção. "Há casos em que as pessoas enfiam um milhão de frangos em um espaço de 2 × 2 metros e os bichinhos só passam nervoso. Tudo isso precisa ser observado."

Gustavo conta que a Partager tem uma compradora que, segundo ele, é a pessoa mais chata do mundo, pois ela quer sentir o alimento, ver se está em bom estado para o consumo. Trabalhar com gastronomia tem suas peculiaridades na hora de escolher os ingredientes; é necessário estar atento a isso. Por exemplo, para um evento em data próxima, o produto precisa estar maduro. Para outro daqui a uma ou duas semanas, deve estar verde. É uma cadeia de processos que exige competência e rapidez na hora de decidir.

Prato de *chef* × prato de cozinheiro

No início, era o próprio *chef* quem executava os pratos, comprava os alimentos, visitava todas as fazendas, dava laço nas embalagens. Aos poucos, a Partager foi crescendo e Gustavo começou a delegar. Não tudo. E nem sempre. O olho do dono está sempre atento ao processo produtivo. E as mãos prontas para ajudar nos preparos das iguarias.

Todo esse cuidado na hora de produzir um evento tem seu preço e há clientes que perguntam:

"Não está muito caro?". E Gustavo responde que não. "A pessoa acha que sabe quanto custam os ingredientes, mas não compramos no mercado comum. Tudo aqui é pensado. Prato de *chef* é diferente de prato de cozinheiro. O cozinheiro cozinha o que ele sabe, os *chefs* equilibram os ingredientes, trazem textura, pensam na estética, cuidam para que os produtos sejam os mais frescos possíveis, fazem harmonização, preocupam-se com a proporção entre os alimentos, já que não pode acabar o purê e ainda ter carne. Tudo é pensado e testado antes."

Há cliente que reclamou até de o *sommelier* – levado por Gustavo – provar o vinho. E o *chef* teve de explicar que o profissional prova a bebida para saber se está própria para servir, e não de forma recreativa.

Seja em qual área for, não é incomum alguns clientes subestimarem o trabalho da empresa que está sendo contratada, principalmente na hora de discutir orçamentos. Nessas horas, Gustavo Pereira lembra ao contratante de todos os procedimentos envolvidos em um evento e do próprio trabalho. "A gastronomia, no mundo todo e não só no Brasil, é pesada. Há um exército por trás dela. O *glamour* não existe no dia a dia. Trabalhamos, em média, 12 horas por dia. E nosso trabalho também é feito de processos. Há a Anvisa, a Vigilância Sanitária, as nutricionistas dizendo que você precisa tratar os ingredientes assim, fazer a comida de determinado jeito, as receitas a seguir..."

Mas engana-se quem pensa que não há espaço para criar. No caso da Partager, cada evento traz algo inesperado. Um prato novo, um jeito diferente de trabalhar uma iguaria já conhecida pelo cliente, um novo olhar. E, claro, há o toque do *chef*, que tem a criatividade entre suas principais característica. Mas sem deixar os pés saírem do chão.

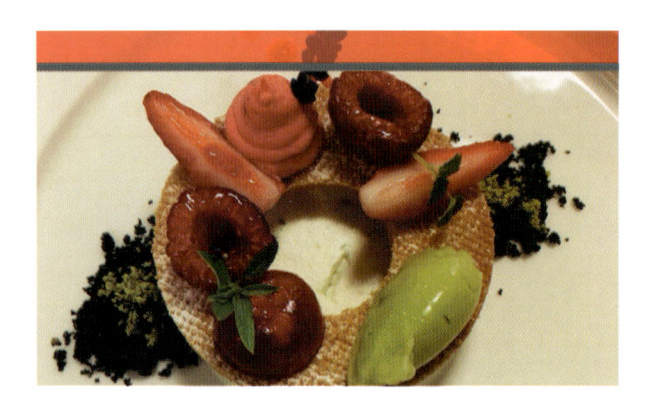

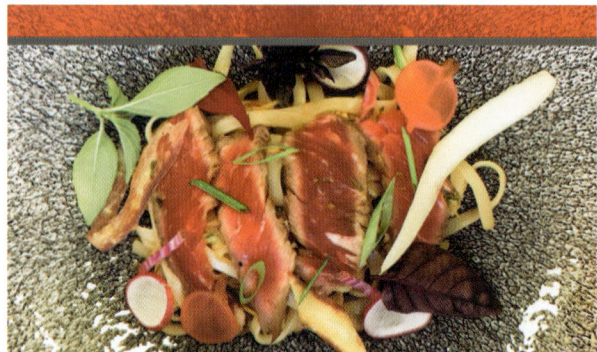

Razão e emoção

O companheiro de Gustavo, Luiz Felipe Ferraz, conta que o *chef* transita entre o emocional e o racional. "Ele é muito sonhador, mas tem uma realidade atrás dos orçamentos e das opiniões dos clientes. Dia desses, ele estava falando como é difícil ser empreendedor, e isso não significa só brilhar na cozinha. Há várias coisas a serem levadas em conta: planilha de custos, empregar alguém, desempregar, estabelecer turnos. A hora dos parabéns talvez seja 5% do trabalho, o restante é empreendedorismo. Muitas vezes, o que você vai menos fazer é entrar na cozinha, tem gente fazendo isso para você. E esse é o drama dele."

Nada que impeça de fazer os olhos do *chef* brilhar. Felipe reconhece que hoje Gustavo é mais feliz e realizado do que quando era publicitário. Não que vivesse reclamando naquela época, nada disso. O que havia antes era o estresse normal de todo trabalho, assim como ainda existe hoje, mas agora é diferente. É um estresse bom.

Palestra do mestre

Os eventos que têm Gustavo Pereira à frente contam também com uma palestra. Ele discorre sobre sua história e explica cada prato. "Em toda reunião que faço sobre a Partager, as pessoas se emocionam. Por exemplo, vou conversar com duas pessoas e, quando olho, há mais de trinta na sala me ouvindo. Adoro falar em público. Morria de medo antes, mas desde que fiz a transição profissional, medo é algo que não existe em mim."

E medo é mesmo uma palavra riscada do dicionário de Gustavo, segundo o amigo Guilherme Albertin de Souza, *banker* em uma instituição financeira. "A decisão de deixar tudo e ir para Paris, estudar na Ferrandi por quase um ano, não foi fácil. Ele teve coragem de buscar seu sonho, mesmo tendo um trabalho estabelecido. Tenho certeza de que valeu muito a pena e o

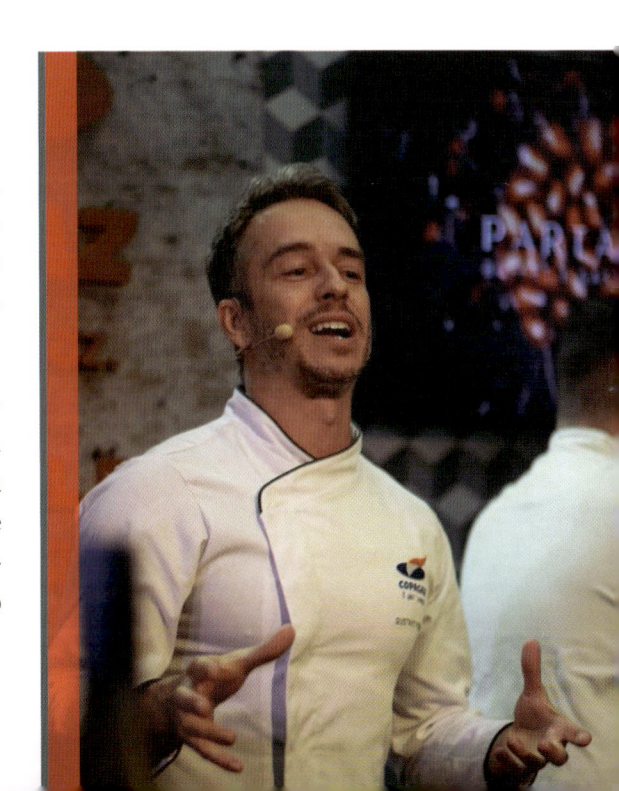

Gu – os amigos o chamam assim – está tendo agora todo o retorno e gratificação merecidos, fruto desse desafio que aceitou encarar."

Gustavo Pereira quer que sua história se transforme em inspiração para outras pessoas. Bom de oratória, suas palestras costumam ser um ponto alto dos eventos, não raramente se transformando em uma viagem gastronômica, como costuma dizer o proprietário da Partager. Um dos objetivos é difundir os conceitos que envolvem seu trabalho.

"Gastronomia não é simplesmente encher a barriga ou fazer as pessoas matarem a fome. Há conceitos e pré-conceitos por trás, inclusive harmonizar com bebida. Na hora que você vai montar um prato, primeiro é preciso analisar se está esteticamente bem apresentado naquela louça. Depois, há o equilíbrio do sabor, os ingredientes precisam conversar entre si. Em terceiro lugar, é necessário brincar com as texturas. Sabemos que a boca reconhece cinco paladares: salgado, azedo, doce, amargo e umami. Devemos brincar com isso no prato, deixar a boca mais ativa." Umami é uma palavra japonesa que significa a "essência da delícia", aquilo que realça o sabor das comidas.

Outro olhar

Apesar de um *buffet* de eventos envolver trabalho técnico, disciplinado e duro, há também os momentos leves, quase de diversão. Afinal, como Gustavo Pereira diz, gastronomia é afeto, cuidado, carinho com o outro e um trabalho de grupo. "Não sou aquele *chef* xiita – já fui, mas mudei muito nos últimos anos –, que briga com todo mundo, que mostra o ego. Não faço mais isso porque descobri que dependo das pessoas. Na minha gastronomia, há um time que está por trás, que tenta levar a qualidade ao máximo." Ele respeita para ser respeitado e faz isso naturalmente.

Qualidade com ênfase na criatividade. É por isso que as pessoas que trabalham com ele têm características diversas. "Uma é muito diferente da outra, e é o que busco. Não quero ninguém parecido. Se houver duas pessoas que pensam e executam da mesma forma, não preciso das duas. Uma só já faria o serviço. O interessante é cada um trazer, na hora de criar, coisas completamente distintas, que nunca pensei. Não para surpreender a mim, mas aos clientes. Esta é uma cozinha em que todo mundo pode ser o que quiser, desde que seja diferente uns dos outros."

Ele estimula a criatividade 100% das vezes. Quando alguém traz um prato comum, ele questiona: "Como a gente busca outro olhar para essa história?". Se houver uma batata no prato, como ela poderia ser repensada? É possível inovar? Criar cubinhos? Espumas?

Em um dos eventos, o *brainstorm* foi em cima de um acompanhamento comum nas mesas do país, a velha e boa farofa. Prato principal: moqueca de cação. Gustavo queria trazer um elemento diferente para a produção. Decidiu-se por uma farofa de Neston. Para não ficar adocicada, adicionou gengibre para elevar a acidez do acompanhamento. Quando provaram a farofa, as pessoas disseram que o sabor os remetia a algum lugar e se surpreenderam quando foi revelado o ingrediente. Essa é a forma de pensar diferente defendida por Gustavo. Um processo nem sempre tão rápido, mas sempre compensador.

O parto dos brigadeiros e o caderninho da avó

Geralmente, a maioria dos pratos demora, em média, de três a quatro meses para ficar do jeito que Gustavo Pereira deseja. O brigadeiro, que no início da Partager era levado aos clientes, demorou um pouco mais: seis meses para atingir a textura exata. "Depois de chegar ao ponto que eu queria, pensei em criar mais três ou quatro versões. Mas aí entrou meu lado racional, pois era necessário ter um produto para ganhar dinheiro, e não só para gastar. Sempre penso: "Como posso fazer diferente?". Geralmente, imagino primeiro a embalagem. Foi assim com a flor de pão de mel, por exemplo. A fôrma é universal, está aí para quem quiser usar, mas nossa releitura é diferente."

E as receitas do livro da avó? O *chef* confessa que não as replica. São outros tempos, outra época. Mas, sim, ele deixa-se inspirar pelos quitutes que a avó descrevia tão cuidadosamente em seu caderninho. A receita do pudim da Partager, por exemplo, teve sua base nos escritos de sua amada Aydil. Contudo, foi bastante "melhorada", segundo Gustavo.

Trabalhando com o *chef*

Pensar diferente e exigir que os outros façam a mesma coisa pode ser fonte de atritos, mas também é gratificante. Felipe Albino é o atual *chef* de cozinha da Partager e seu funcionário mais antigo. Começou a trabalhar com Gustavo no final de 2018; em fevereiro do ano seguinte, ele entrou definitivamente para a empresa como cozinheiro. Hoje é *chef* de cozinha dos eventos. Formado em 2014 pelo Senac de Campos do Jordão, referência em escola de gastronomia no Brasil, Felipe trabalhou no Grande Hotel da cidade, posteriormente mudando-se para São Paulo. Em seu currículo, constam passagens por restaurantes francês e mediterrâneo.

No início da Partager, Gustavo e Felipe levavam os eventos adiante. O funcionário afirma que o *chef* é muito exigente e confessa que, no começo, sofreu bastante. "Mas tudo tem um propósito, não era nada pessoal. Talvez eu seja uma das poucas pessoas que realmente sabem lidar com o Gustavo. Já vivemos muitos perrengues, já discutimos no meio de eventos. Passamos juntos por estresse, nervosismo, risadas, choros. Hoje posso dizer que sei exatamente o que ele está pensando."

Felipe conhece os dois lados de Gustavo Pereira: o *chef* e o amigo. Como *chef*, ele aponta características difíceis de encontrar: o carisma e a humilde, mesmo sendo bastante exigente e trabalhando com excelência. "Se deixar, ele trabalha 24 horas por dia. Para ele, o céu é o limite. Estamos crescendo em uma velocidade estrondosa, ganhando cada vez mais reconhecimento. É impagável ver essa satisfação nele."

O *chef* de cozinha dos eventos também se mostra grato pelo apoio que recebeu quando estava quase desistindo da carreira. "O Gustavo me mostrou que essa profissão pode ser bela, pode ter amor. Um lado que eu desconhecia. Minha gratidão é eterna. Ele sempre diz que vamos envelhecer juntos, um empurrando a bengala do outro, relembrando o passado e agradecendo por termos vivido essa vida tão intensamente."

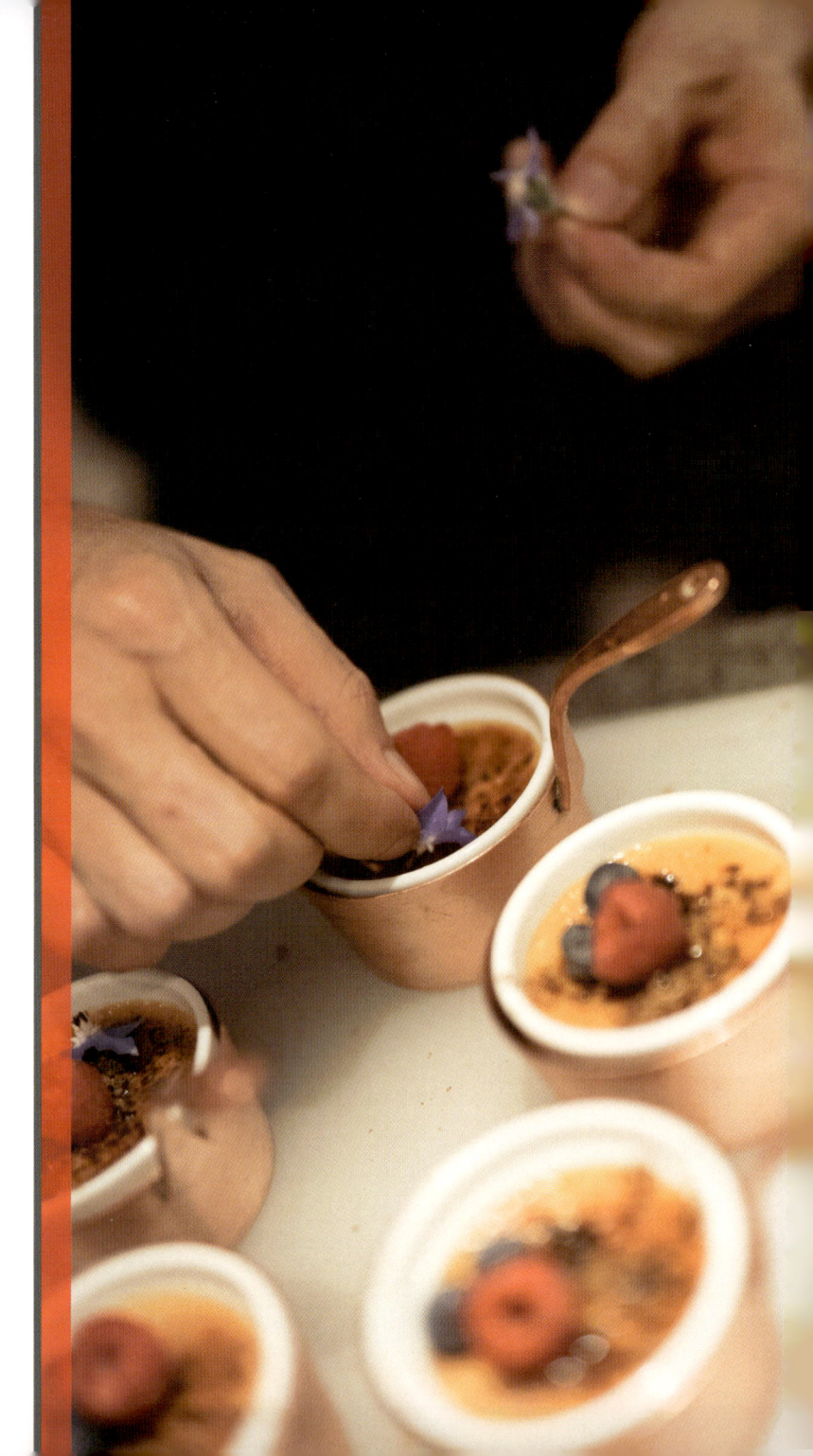

O céu é mesmo o limite?

Nesse momento em que sua carreira está em ascensão, o *chef* Gustavo tem se sentido mais sozinho. Totalmente absorvido pelo trabalho, ele vê pouco os amigos. Mas sabe que eles o entendem: é hora de investir sua energia no sonho que se transformou em realidade. "Li recentemente que, quanto mais você cresce profissionalmente, mais sozinho você fica. Percebi isso. Estou mais sozinho do que jamais estive. Em Paris e em Nova York, também estava assim. Mas eu tinha disponibilidade. Hoje estou sozinho sem disponibilidade. O fato de não encontrar meus amigos o tempo todo acho que eles começaram a se cansar. Mas estou em um momento no trabalho que exige uma dedicação maior minha."

> O sentimento de solidão não é de todo ruim. O dono da Partager se dá bem consigo mesmo. *"Tenho um mundo paralelo que é só meu. Durante um tempo, achei que era autista, talvez um pouco por conta do meu irmão. Comecei a perceber algumas coisas nele que eram muito parecidas comigo, como ser introspectivo. Percebi, porém, que não era autismo. Também estou começando a ficar mais seletivo. É bom ter vários conhecidos, mas amigos com quem você pode contar são poucos."*

Pela inconstância interior, que o leva sempre a procurar o novo, o inusitado, ele responsabiliza a astrologia. Ele é virginiano com ascendente em Áries e lua em Libra. De Virgem, herdou o lado metódico e detalhista. De Áries, o jeito mandão e exigente. E de Libra, o lado mais doce, o amor pela beleza e estética, importantes em seu trabalho. A intensidade vem da personalidade mesmo. "Às vezes estou muito bem, às vezes estou muito para baixo. Estou sempre muito. Eu não chego, eu estreio."

E quais serão os próximos passos na vida profissional de Gustavo Pereira? Há vários planos. Ele quer ter três unidades da Partager espalhadas por São Paulo, cada uma com características próprias, nada de irmãs gêmeas. Por exemplo, uma pode ser um café-experiência; a outra, um restaurante que funciona duas vezes por semana; e a terceira, um estúdio de gravação, com conteúdo voltado para a gastronomia. Deseja ainda mostrar um pouco mais de seu conhecimento na televisão, seja como protagonista, como participação especial ou como jurado de um programa.

Alguém duvida de que o céu é o limite para aquele garoto que assistia à televisão na casa dos pais e desejava aparecer na telinha?

A jornada continua

Quando era criança, Gustavo Pereira sonhava com aquilo que imaginava ser o máximo de popularidade que uma pessoa poderia ter. Quando as mídias sociais não existiam, a televisão era o único canal capaz de levar a imagem do sucesso para milhares de pessoas. E estar na TV, para aquele garoto, não era uma questão de exibição. Era, em seu entendimento, o símbolo de que uma pessoa alcançou sucesso em sua vida. Nos dias de hoje é muito mais fácil demonstrar ao mundo nossos talentos e conquistas. Com milhares de seguidores no Instagram, o perfil do *chef* Gustavo revela para o mundo os resultados das criações e as atividades da Partager. Agora é possível ir além do que a mídia tradicional registra. E, sim, ele chegou às telas da TV, mas está presente também nas telas menores, que carregamos sempre conosco. E isso tem ajudado a divulgar ainda mais seu trabalho inovador e de qualidade, que já é reconhecido pelos mais exigentes clientes.

Enquanto seus planos de ter um trio de Partager ou de fazer um programa de televisão próprio não se concretizam, Gustavo aproveita cada segundo dos frutos que está colhendo. O desejo daquele menino mineiro que, ainda em Três Corações, assistia à TV e se imaginava nas telinhas foi realizado. "Nossa, falo que já estou fazendo hora extra, eu não precisava chegar tão longe. Hoje tenho a vida que pedi a Deus", afirma o *chef*. Muitas vezes o dia a dia é cansativo, mas Gustavo tem toda a liberdade do mundo para fazer o que bem entender. E isso não tem preço.

Nem em seus maiores sonhos, ainda quando criança, Gustavo imaginou que estaria fazendo isso tudo. Ainda bem que ele pode contar com pessoas que estão sempre ao lado dele. Uma hora ele está na TV, em outra está ministrando palestras sobre gastronomia. Ele não tem uma rotina e nem deseja ter uma. Ele também não tem vocação para o "mais do mesmo", o de sempre e igual. Gustavo prima pela evolução e está sempre buscando, com qualidade e sabor, oferecer novidades aos clientes.

Produtos exclusivos

Hoje, a criatividade convive com o lado empreendedor sem grandes problemas. E o Gustavo publicitário ainda existe: ele sabe como ninguém vender suas ideias e produtos. O *site* partagergastronomia.

com.br tem *link* para uma loja on-line – sim, atualmente, qualquer pessoa pode ter acesso aos produtos que ele cria, desde potes de brigadeiro, sua primeira invenção, até *macarons* e bolos. Pudim de leite condensado sem furinhos? Tem também, mas com sabor e textura únicos – uma receita da avó querida e atualizada sem perder o sabor da infância.

Além de produtos para ocasiões especiais, como kits de presentes ou cestas de café da manhã, Gustavo continua a desenvolver linhas de produtos exclusivos, como os lançamentos do Natal 2021, com delícias criadas com a mesma intenção de resgatar e valorizar a memória afetiva dos clientes. A linha contou com panetone recheado de brigadeiro belga, pudim de coco semelhante na consistência a um manjar, porém muito mais cremoso, e pães de mel. Na Páscoa 2022, a Partager lançou uma coleção de ovos pintados à mão como se fossem verdadeiras joias, embaladas em caixas que os próprios clientes decidiam como montar.

O pão de mel em formato de *sakura* é um dos itens mais tradicionais e cobiçados da Partager. Verdadeira obra de arte, cada um deles é pintado à mão e demora dois dias para ficar prontos. E não para por aí, o produto está sempre sendo inovado em seu *design*, ganhando um novo *mood* de acordo com as inspirações de seu criador. Com doce de leite argentino e chocolate meio amargo

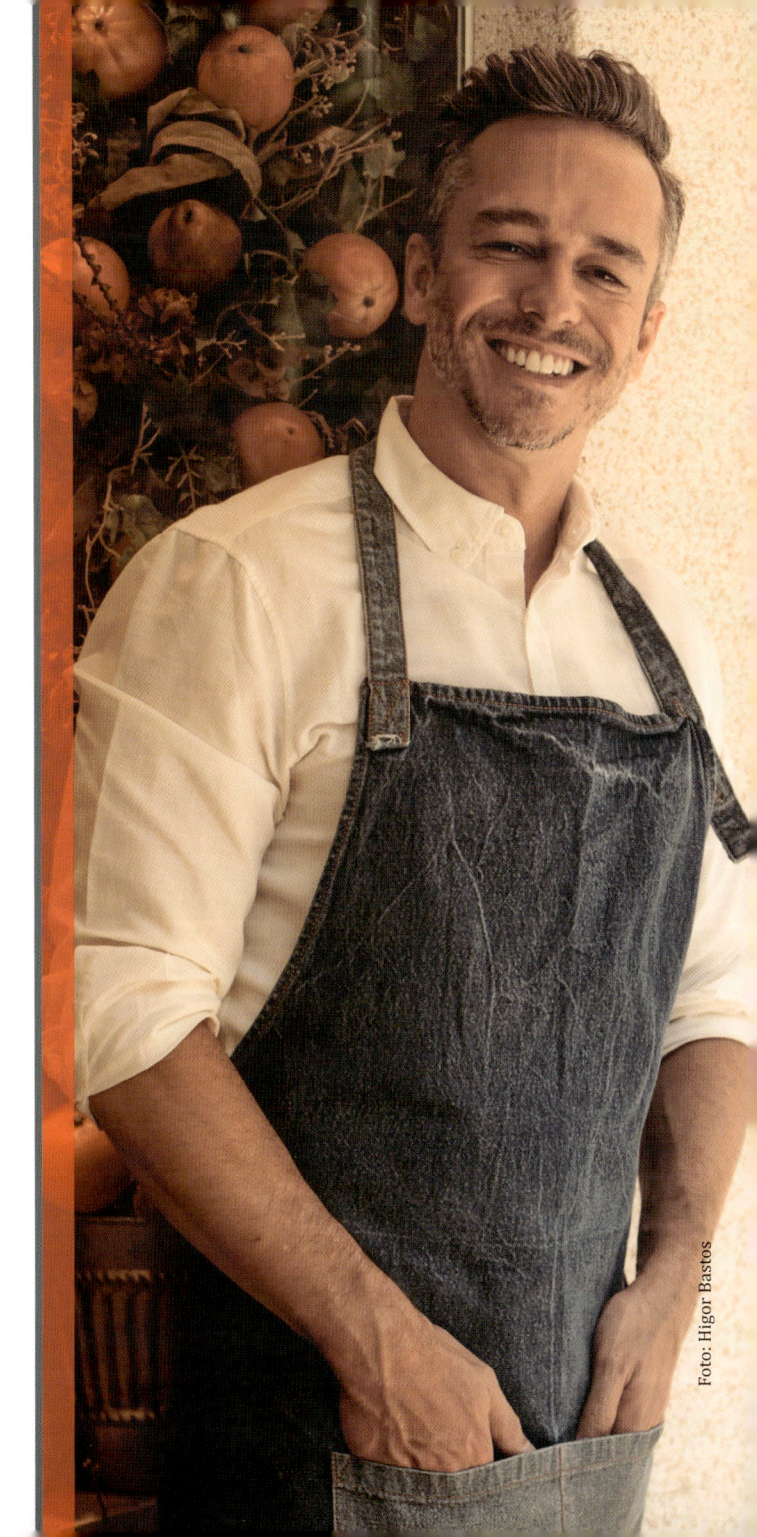

Foto: Higor Bastos

belga, a iguaria conquista todos os paladares por não ser muito doce, e o bolo de mel e especiarias se diferencia por sua autenticidade e força.

Recentemente nasceram os cafés especiais da Partager, um *blend* especial com dois tipos de pó de personalidades diferentes: frutado e intenso – produtos desenvolvidos sob curadoria da conceituada barista Gelma Franco. Para quem desconhece as peculiaridades do trabalho do *chef*, a *home page* do *site* deixa bem explícitas as intenções da Partager:

> *Não vendemos brigadeiro,*
> *proporcionamos desejos.*
> *Não vendemos eventos,*
> *criamos experiências gastronômicas.*
> *Não vendemos refeições,*
> *acessamos memórias afetivas.*
> *Não vendemos produtos,*
> *compartilhamos emoções, sabores,*
> *conteúdo, conhecimento.*

No Facebook, empreendedor e empresa podem ser encontrados nas páginas Gustavo! Chef de Cozinha e Partager Buffet e Gastronomia. No canal da Partager Gastronomia by Gustavo Pereira, no YouTube, há *masterclass*, depoimentos, conversas informais. Mas o ponto alto nas redes sociais é o @chefgustavopereira, no Instagram, espaço privilegiado em que registra suas atividades profissionais, bate-papos com convidados e mantém linha direta com os seguidores, transformando-se em um grande portfólio de seu trabalho e de registros pessoais. Há também o @partagergastronomia, com fotos impactantes e restrito aos trabalhos do *buffet*, que já conta com dezenas de seguidores.

Na mídia tradicional

Sonho realizado. O talento de Gustavo Pereira foi reconhecido pela mídia tradicional: jornais, revistas e canais de TV. Seja como convidado especial, palestrante, em aulas-show ou revelando suas receitas, o *chef* tornou-se figura conhecida e sua história já foi compartilhada nos programas da TV aberta: "Melhor da tarde", da Cátia Fonseca, e "O aprendiz", do também publicitário Roberto Justus, além dos programas comandados por Claudete Troiano e Regina Volpato. Outros veículos que entrevistaram o *chef* e divulgaram seu trabalho foram: o Blog de Amaury Jr., as revistas *Caras*, *Elle*, *Claudia*, *Prazeres da Mesa*, *Casa & Jardim* e *Veja São Paulo,* os jornais *O Globo* e *Gazeta do Povo*.

Parcerias de sabor

Como se fosse um programa de TV diário, os *stories* do Instagram registram os principais momentos da carreira do *chef*. A fluidez da internet também vem lhe permitindo explorar outros formatos de parceria. Foi assim quando gravou episódios para a série *Cozinha Copagáz*, além de participar como representante da empresa no Taste of São Paulo 2019, o maior festival internacional de restaurantes e *chefs* do mundo, que teve a participação de 26 dos melhores restaurantes e bares da capital paulista. Estrela do evento, Gustavo realizou aulas interativas ensinando a preparar doze de suas receitas mais pedidas e adoradas. "Todo mundo tem em sua infância, ou momento especial da vida, aquele ingrediente, receita ou tempero que se destaque na memória. Eu adoro trabalhar com isso. Sempre que vou elaborar um evento, faço questão de conversar com o organizador para chegar a esse diferencial. A gastronomia tem o poder de levar as pessoas até essa memória emotiva e eu aproveito muito disso em meu menu", declarou ele à imprensa à época.

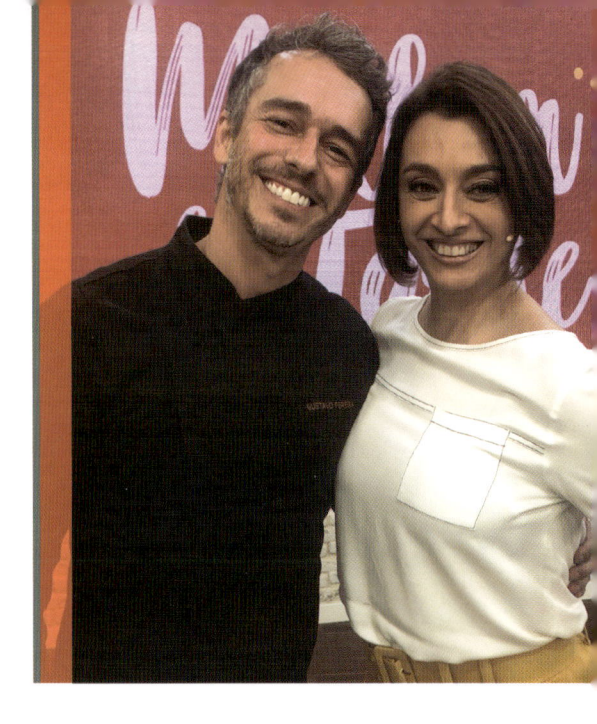

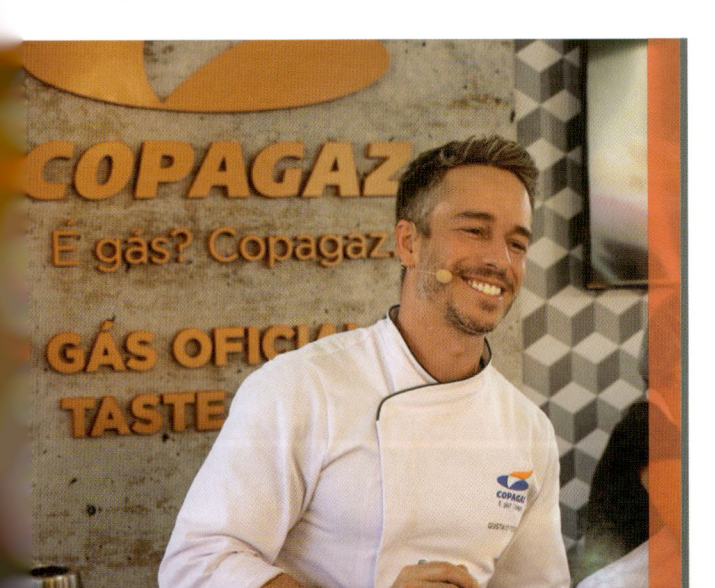

Outra parceria de grande destaque – #PUBLI, como se diz no Instagram – foi a campanha "Fala com Qualy", em abrangente presença nacional, com comerciais para a TV aberta e conteúdos exclusivos para os canais de marca, como o perfil do *chef* Gustavo que preparou uma receita especial para sua tia, utilizando produtos da marca e o *slogan* digital da campanha (#falacomqualy) para demonstrar seu amor.

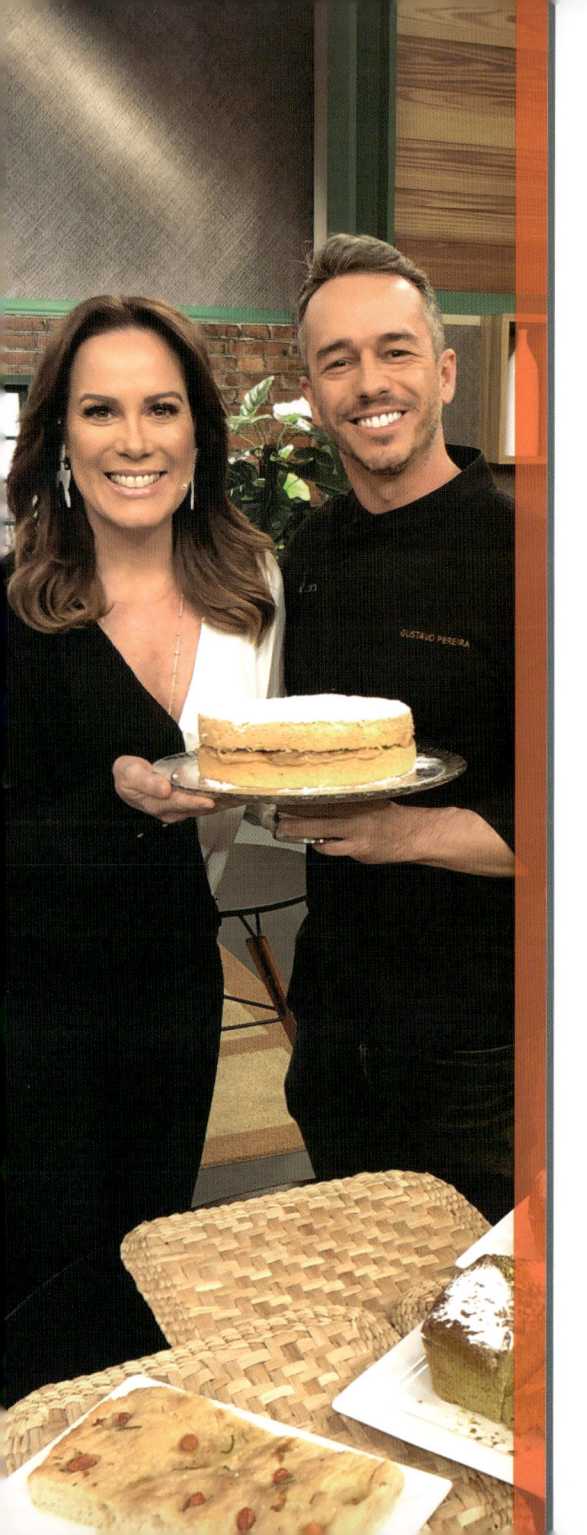

Delícias de eventos

Carismático, bem articulado e com talento nato para a comunicação, as habilidades de Gustavo Pereira vão muito além das apresentadas na mídia ou nas redes sociais. Sua melhor performance está em cada evento que a Partager faz, em cada detalhe que o olho experiente do *chef* não deixa escapar, em cada prato criado especialmente para um evento, em cada iguaria servida aos convidados. E, o mais importante, na aprovação de cada cliente.

A Partager atende demandas corporativas e de pessoas físicas, em ocasiões sociais e eventos em geral. Trazendo em sua bagagem experiências únicas e a alta gastronomia com formação francesa, aliada às raízes mineiras, Gustavo Pereira conquistou grandes marcas de luxo, como Qatar, Swarovski, Rolex, Chloé, Ricardo Almeida, Givaudan, Dior, Credit Suisse, XP Investimentos Estética Aguilera, Arezzo, Blackbelt, Martha Medeiros e a Fundação Bienal de São Paulo. Seu nome também está presente entre as celebridades, como a jornalista Ana Paula Padrão e a apresentadora Sabrina Sato, que já provaram e aprovaram os sabores da Partager.

Nesses eventos, os cardápios desenvolvidos pelo *chef* Gustavo são pensados para atender, sob medida, cada cliente, de acordo com o tipo de comemoração ou encontro. Café da manhã, *brunch*, almoços ou jantares. Desfiles de moda, promoção de destinos turísticos, lançamentos de livros, campanhas de divulgação de marca e assim por diante. E sempre nos locais mais exclusivos da cidade, como a Hípica Paulista, por exemplo. Aqui também vale a parceria com os organizadores que, trabalhando em sintonia com o *chef*, criam decorações elegantes e sofisticadas, que se harmonizam perfeitamente com os pratos servidos.

Em algumas dessas ocasiões, Gustavo é convidado pelos clientes a subir ao palco e contar sua história inspiradora. É quando ele fala sobre a realização que sente em "poder criar uma gastronomia única autoral e que emocionasse tanta gente. Poder viver da gastronomia e proporcionar tanta emoção por meio dela. Poder alimentar a alma de tanta gente com conhecimento, amor e comida boa. Ter uma equipe que respeito e proporcionar uma troca constante, um time do bem que pode ser ele mesmo, sem cobrança, sem julgamento e todos felizes dentro da cozinha. Poder realizar tudo isso com propósito e alegria e, ainda, subir ao palco para contar um pouco desse trabalho lindo. Amor pelo que se faz."

Chef e comunicador

Desde o momento em que descobriu que não precisaria "matar" o publicitário que existe dentro dele, mas unir esse talento da comunicação ao da alta gastronomia, Gustavo Pereira tem se revelado um ótimo comunicador. Participa como palestrante em eventos, a exemplo da Design Weekend SP, onde apresentou painel sobre "Culinária afetiva e arquitetura". Mas é no Instagram que ele exercita essa característica marcante, onde revela aos seguidores o que pensa e sente sobre sua profissão e vida pessoal, que, na verdade, se misturam, tal é a paixão que tem pelo que faz.

(aqui uma coletânea de algumas das postagens mais expressivas para sintetizar seu modo de ser e pensar)

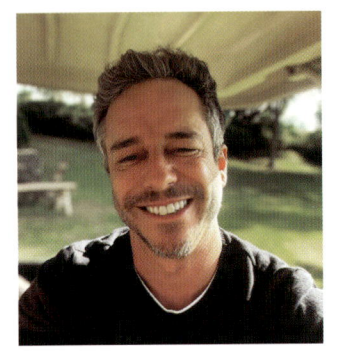

"O ócio faz parte do processo criativo. Sem ele, não conseguimos pensar fora da caixa porque estamos sempre envolvidos no dia a dia, nos problemas e na rotina. Saia do seu habitat, não faça nada, se permita outras possibilidades. E, de repente, tudo faz sentido, novas ideias surgem. E você? Tem tempo pra você? Para o ócio criativo? (18 de julho de 2022)

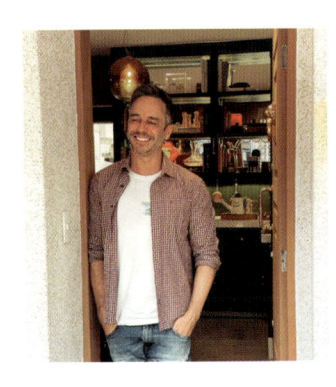

"Fazer o que gosta faz toda a diferença, não é? Mas nem sempre é tão fácil. As decisões se tornam difíceis com o passar do tempo e a gente acha que não consegue. Tentar é o primeiro passo. Errar faz parte do processo. E seguir em frente é deixar o medo ir embora e não ter mais pra onde ir. Fui e sou publicitário, sou chef de cozinha e todos os dias me apaixono pela gastronomia, pela marca que criei, pelos eventos que faço, pelos produtos, por minha equipe e por vocês. Tudo com muito amor, carinho e sabor. Amo quando os clientes se emocionam com a nossa verdade. Sem vocês, a emoção não seria completa. Obrigado." (1 de julho de 2022)

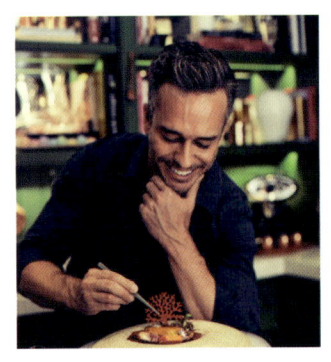

"A Partager nasceu de um sonho de surpreender as pessoas através da gastronomia afetiva e criativa. E você? Qual seu sonho?" (24 de fevereiro de 2022)

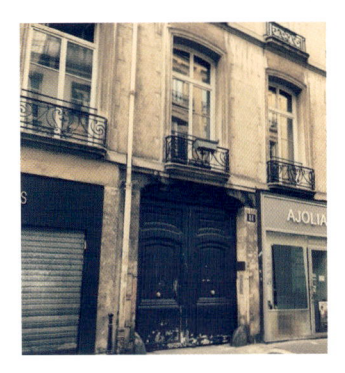

"Senta que lá vem história. O ano foi 2018. Essa porta azul-petróleo foi o começo de toda a minha história na gastronomia. Há quatro anos embarquei no maior sonho da minha vida. Ousei sonhar em virar chef de cozinha e me mudei para Paris. Larguei uma profissão bem-sucedida na publicidade e me dediquei 100% na cozinha. Por aqui, criei as minhas raízes, chorei, bebi, sorri, aprendi, caí, vivi e me reencontrei. Pra ser quem sou hoje. E ainda quero ir mais longe. Esse post é só pra dizer... nunca é tarde pra sonhar. Aproveita que um novo ano começou e corra atrás do que te faz feliz, mesmo que a felicidade esteja atrás de uma pequena porta. Ahhahahaha." (10 de janeiro de 2022)

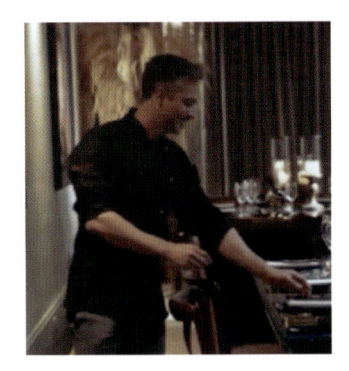

"Quando a dor de ficar é maior que a dor de partir, está na hora de ir embora. Pense nisso. Do nada você acorda e decide mudar de carreira. Mesmo quando tudo está indo bem, mas por dentro você não está. Quem já passou por isso? Sabe que é a hora de mudar." (11 de agosto de 2021)

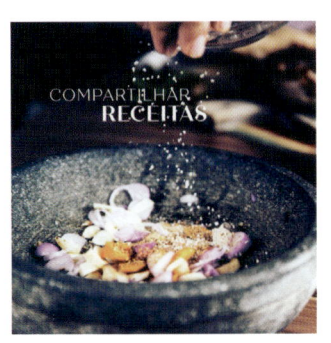

"Partager também é compartilhar receitas, novas criações, emoções, histórias. Porque todas as receitas vêm de uma narrativa de sucesso, fracasso ou momento da nossa história. Você já parou para pensar quais as histórias por trás das receitas? Como elas foram descobertas? O que o chef quis apresentar? Tudo tem história, tudo é para emocionar. [...]" (3 de março de 2021)

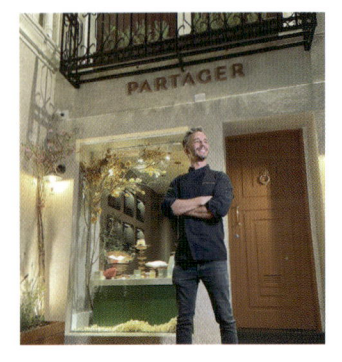

"Qual o tamanho do seu sonho? Marque neste post o amigo ou amiga que te leva para a frente, que te põe pra cima e que te faz crescer todos os dias. Para ser realizado, o meu sonho precisou da minha família, da minha equipe, de todos os meus amigos e dos amigos dos meus amigos. Não foi fácil, mas hoje quando o vejo realizado percebo que tudo valeu a pena – cada suor, cada segundo, cada lágrima, cada respiração para pôr cada tijolo em pé. Muito obrigado por tudo." (22 de fevereiro de 2021)

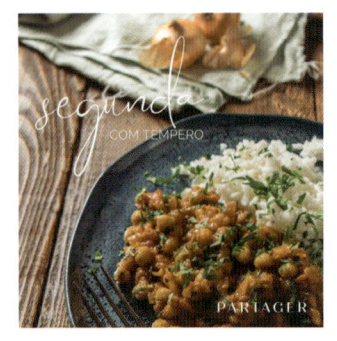

"Toda segunda-feira é dia de começar um novo ciclo, um novo projeto, uma nova dieta. De sonhar alto, mas colocar os planos em prática. Porque toda segunda se abre uma janela de oportunidades para fazermos diferente. Fazer perguntas diferentes nos leva a respostas diferentes. Mudar de caminho nos leva a conhecer lugares novos. De entrar naquele chat novo, de conhecer novas pessoas, de discutir e mudar de opinião de novo. Toda segunda pode e deve ser diferente. Até aquele prato de toda segunda pode ganhar ares de prato de chef. Só depende de você. Por isso, escolha fazer diferente sempre e veja que receita nova aparece porque o tempero na vida é você quem dá." (8 de fevereiro de 2021)

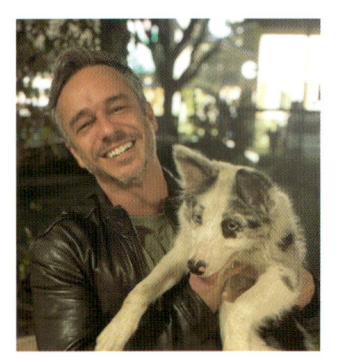

"E não é que a vida começa a partir dos 40... Quem me conhece sabe o dilema que foi trocar o escritório para viver atrás de uma panela. A felicidade está em se fazer o que gosta e foi um dia por aí que tudo mudou. E o plano B virou o plano A. E você? Se dedica um pouquinho a pensar no seu plano B? Vai que, por aí, está a sua felicidade." (19 de agosto de 2020)

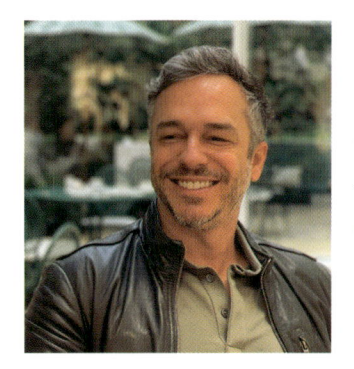

"Um brinde a ela que me trouxe ao mundo e, junto, todos os ensinamentos, além de muita garra e determinação que só ela tem. Te amo, mãe." (12 de maio de 2019)

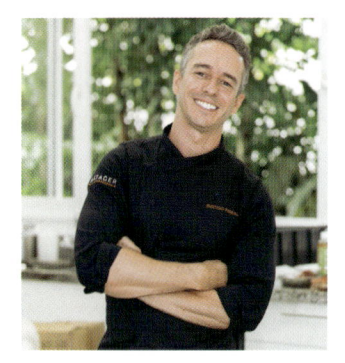

"O que falar desse homem??? Uma fortaleza em pessoa... que bom que herdei as melhores coisas suas... os olhos pequenos quando sorrio, a vontade de viajar sempre, a honestidade, o desejo de criar a própria história. De herói quando criança se tornou meu melhor amigo. [...] Obrigado, Pai, por estar sempre presente mesmo que de longe. Hoje sou eu que vibro em cada viagem sua. Sou seu maior fã. Te amo. (11 de agosto de 2018)

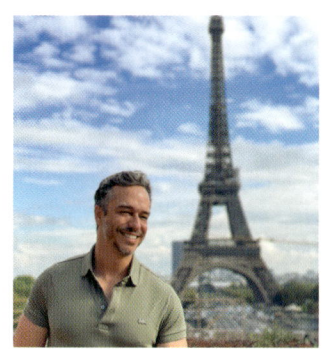

Eis a síntese do que seja o puro prazer de um *chef* na criação e na oferta de sua inspirada gastronomia que não é massificada, mas para todos que tiverem sensibilidade para viver uma experiência que vai muito além de simplesmente comer.

A jornada continua

A incrível história do menino, que ousou sonhar além dos limites da cidade em que nasceu ou do que se esperava dele, ainda está sendo contada. Há muitos, muitos caminhos a percorrer. E Gustavo Pereira, que se reinventou a ponto de deixar a carreira bem-sucedida de publicitário para mergulhar no mundo da gastronomia, não espera os próximos desafios que o destino poderá trazer. Ele está, desde sempre e para sempre, arquitetando e construindo o futuro para o prazer de todos nós.

*"Não é sobre chegar.
A jornada que importa."*

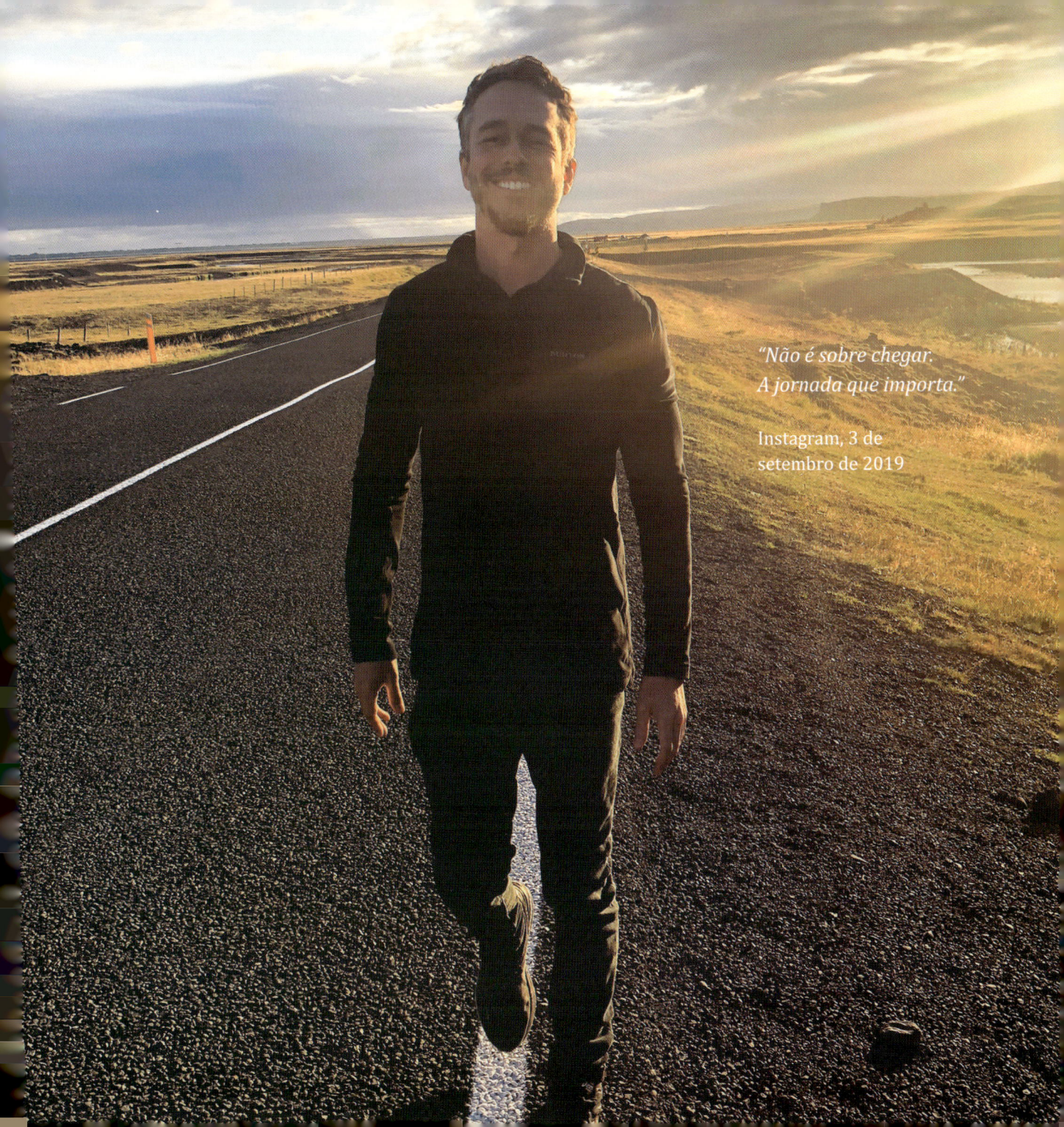

Instagram, 3 de setembro de 2019

Receitas

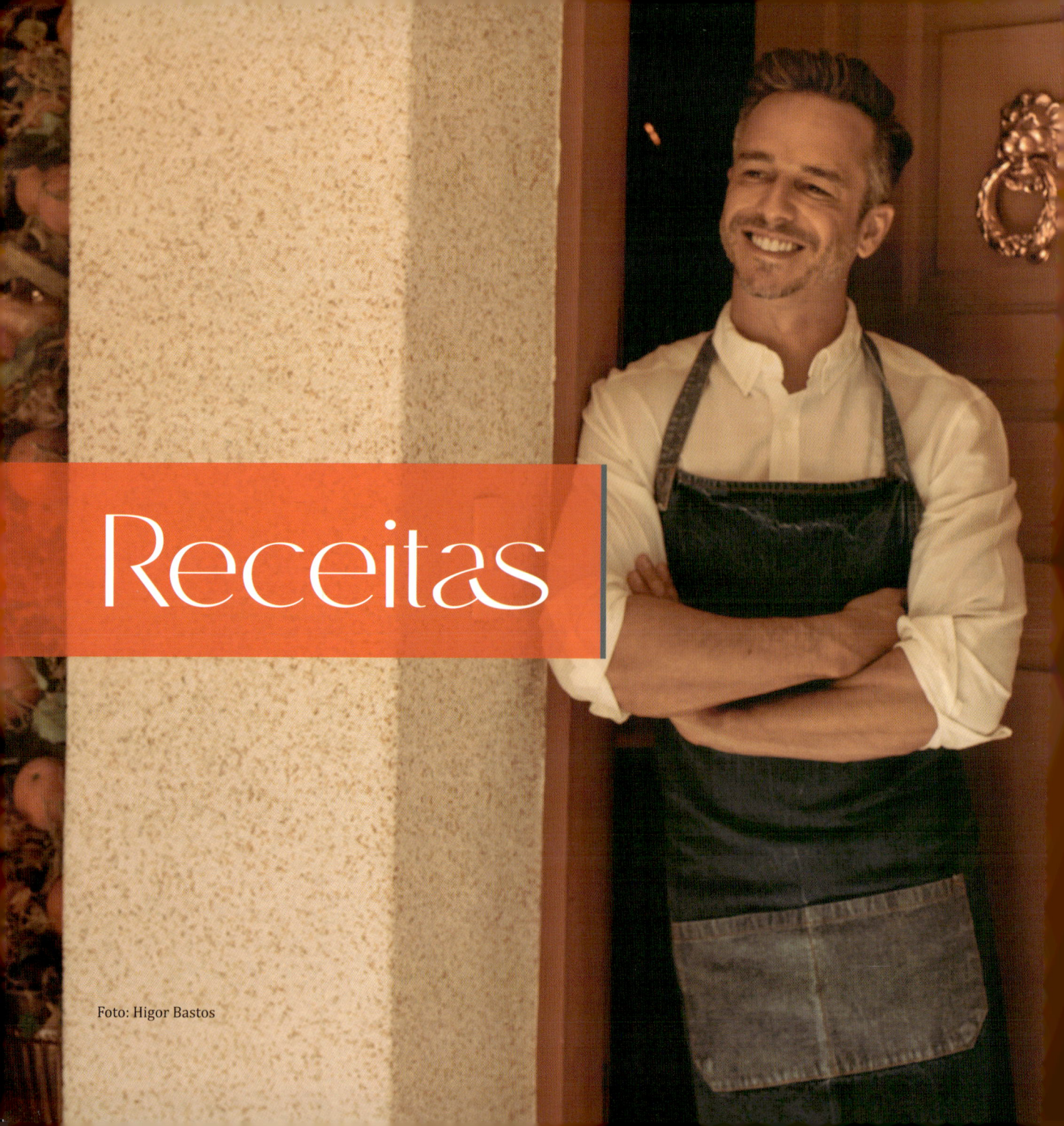

Foto: Higor Bastos

Tataki de salmão com julienne de cenoura e manga

Ingredientes

- 200 g de salmão
- 100 mL de molho de soja
- 200 g de cenoura
- 50 g de amendoim
- Cebolinha fresca a gosto
- 10 mL de molho de amendoim
- Pimenta-do-reino branca em grão a gosto
- 200 g de manga palmer
- 20 g de gergelim branco e preto

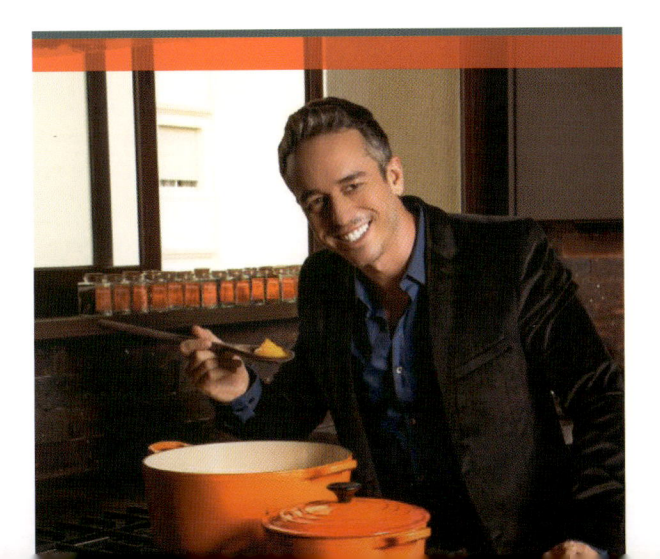

Modo de preparo

1. Pique finamente a cebolinha e misture com os molhos de soja e de amendoim.
2. Corte em cubos o salmão na ponta da faca, mantendo-o sempre no gelo.
3. Misture o salmão com os outros ingredientes, acerte a pimenta e reserve na geladeira por 24 horas.
4. Corte a manga em cubos pequenos e as cenouras em julienne.
5. Monte o salmão e a manga com o auxílio do aro e decore com as cenouras em cima ou numa taça de martíni.

Foto: Mario Amaral

Carpaccio de lagostins

Ingredientes

- 500 g de lagostim
- 25 g de avruga
- 125 mL de creme de leite
- Sal a gosto
- Suco de 1 limão verde
- 50 mL de azeite
- 2 limões sicilianos
- Ciboulette, gengibre ralado, pimenta, dill e capuchinha a gosto

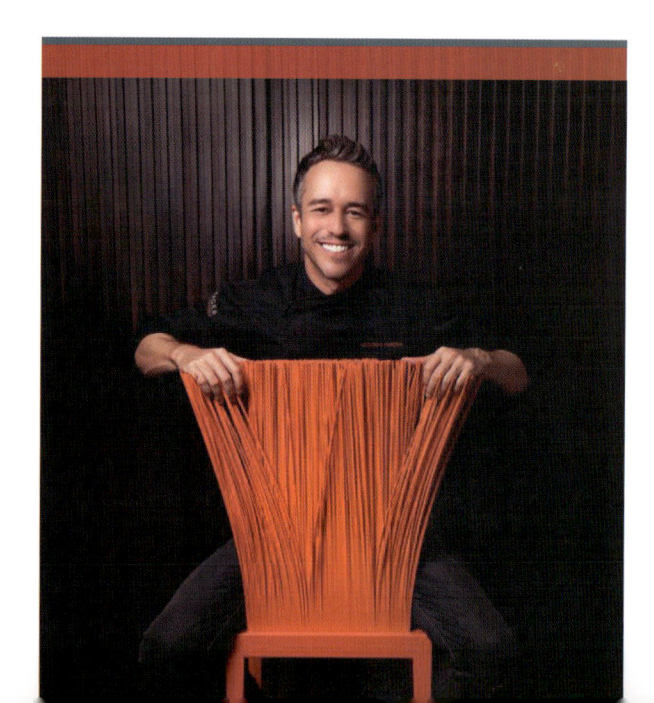

Modo de preparo

1. Abra e limpe os lagostins.
2. Pegue um plástico de *sous vide* e corte a lateral. Disponha os lagostins dentro do plástico e passe o rolo em cima para formar um carpaccio. Deixe-o no freezer por um dia. No dia seguinte coloque o carpaccio entre duas placas com papel vegetal e leve-o para o freezer novamente.
3. Misture azeite, limão e sal numa tigela e deixe marinando na geladeira.
4. Na hora de servir, corte o carpaccio com um aro e passe a marinada nos dois lados.
5. Disponha o carpaccio num prato.
6. Para o molho, misture delicadamente com um garfo avruga, gengibre ralado, sal, pimenta com creme de leite ou caviar e regue o carpaccio.
7. Coloque ervas em cima para dar um frescor, que pode ser rabanete cortado finamente, ciboulette, raspas de limão siciliano, dill e capuchinha.

Foto: Mário Amaral

Quinoto caprese (risoto com quinoa)

Ingredientes

480 g de quinoa

240 mL de vinho branco

1 L de caldo de legumes

120 g de tomate-cereja

120 g de muçarela de búfala

1 cebola

Azeite a gosto

50 mL de creme de leite fresco

Sal, pimenta-do-reino e queijo parmesão a gosto

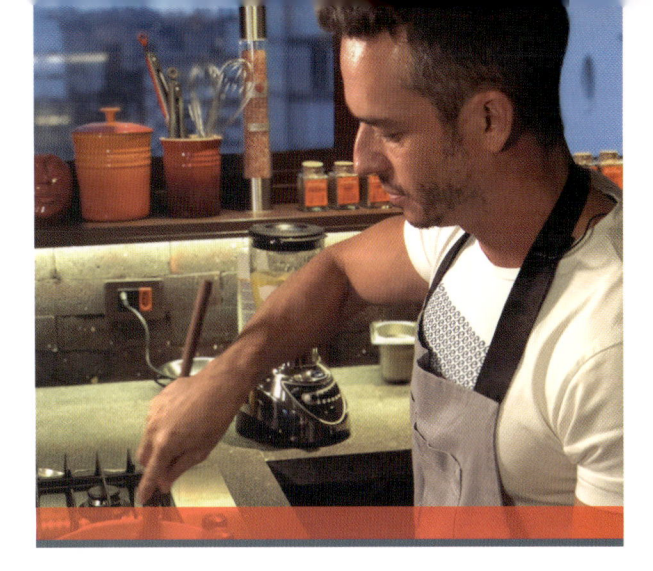

Modo de preparo

1. Coloque a quinoa de molho e troque a água pelo menos três vezes até ficar com a cor clara. Reserve.
2. Descasque a cebola em cubos pequenos e uniformes. Em uma panela adicione o azeite e deixe aquecer. Coloque a cebola e deixe até ficar transparente e, na sequência, adicione os tomates-cereja.
3. Adicione a quinoa. Misture e adicione o vinho branco, deixando-o evaporar ou até reduzir o álcool ao máximo.
4. Adicione o caldo de legumes de duas em duas xícaras por vez e abaixe o fogo. Repita esse processo até que a quinoa esteja cozida.
5. Acrescente a muçarela de búfala. Finalize com parmesão e creme de leite fresco. Corrija o sal e a pimenta.
6. Sirva em seguida.

Mousse de chocolate branco com goiabada

Ingredientes

- 1 lata de leite condensado
- 1 caixinha de creme de leite
- 2 folhas de gelatina incolor
- 1 barra de 150 g de chocolate branco
- 1/2 lata de goiabada
- 4 colheres de açúcar
- Cachaça a gosto

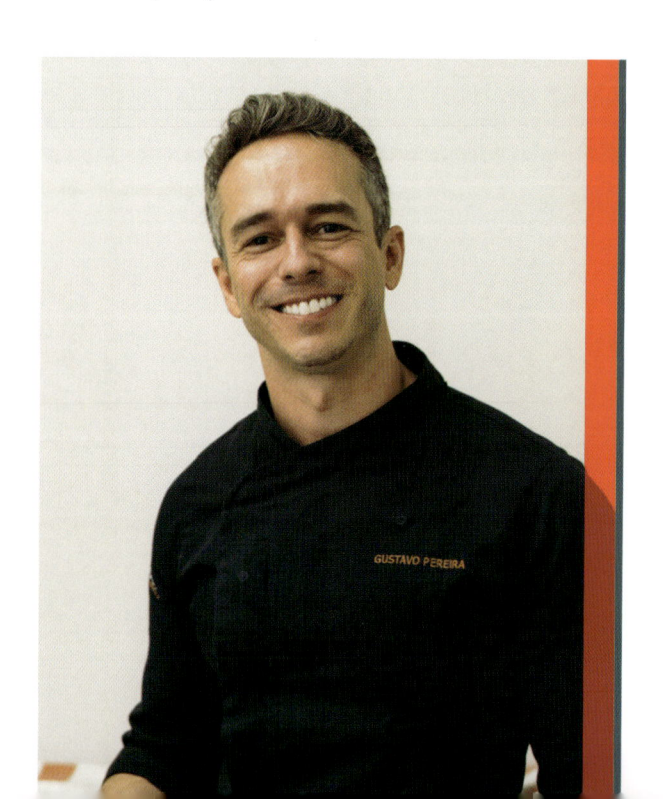

Modo de preparo

1. Bata no liquidificador o leite condensado e o creme de leite. Reserve.
2. Derreta o chocolate branco no micro-ondas, acrescente-o no liquidificador e bata novamente.
3. Coloque numa tigela as 2 folhas de gelatina incolor com 6 colheres de água e leve no micro-ondas por 15 segundos. Bata essa mistura no liquidificador com os outros ingredientes.
4. Despeje esse creme em taças e deixe por 12 horas na geladeira para firmar.
5. Para a calda: derreta a goiabada com o açúcar em uma xícara de água até virar um creme. Se quiser pode colocar um pouquinho de cachaça.
6. Coloque o creme de goiabada em cima do creme branco e sirva.

Bouef Bourguignon

Ingredientes

- 900 g de pernil de vitelo em cubos
- 100 g de pancetta picada
- 500 mL de vinho tinto seco
- 500 mL de caldo de frango ou legumes
- 30 g ou 1 colher (sopa) de manteiga
- 100 g de cebola pérola
- 200 g de champignon
- 3 colheres (sopa) de farinha de trigo
- 10 cenouras baby
- Sal, pimenta-do-reino, tomilho, louro, alho, salsinha, cravo a gosto

Modo de preparo

1. Pré-aqueça uma panela grossa e doure a pancetta em fogo alto.
2. Junte as cebolas descascadas e as cenouras e, quando estiverem douradas, coloque os champignons cortados em quatro. Retire tudo com uma escumadeira e reserve. Respeite a ordem a seguir.
3. Na gordura que ficou na panela, acrescente manteiga e coloque os cubos de carne, secos com um pano, pedaço por pedaço até que cubram todo o fundo da panela. Quando a carne dourar embaixo, vire pedaço por pedaço.
4. Coloque a farinha de trigo e mexa bem por 1 minuto. Acrescente o vinho e deixe o álcool evaporar, desprendendo a camada do fundo da panela.
5. Junte o caldo quente de legumes ou frango, o buquê ou o *sachet d'épice* e deixe cozinhar em fogo baixo por 40 minutos ou até que a carne fique bem macia. Acrescente a pancetta.
6. Quando a carne estiver bem macia, confira a consistência e o sabor do molho. Se estiver seco, coloque mais água; se estiver muito líquido deixe cozinhar mais.
7. Se estiver tudo certo, acrescente as cebola, as cenoura e os champignons e cozinhe por 10 minutos.
8. Adicione por último pimenta e sal e experimente. Retire o *sachet d'épice* e sirva em prato fundo.

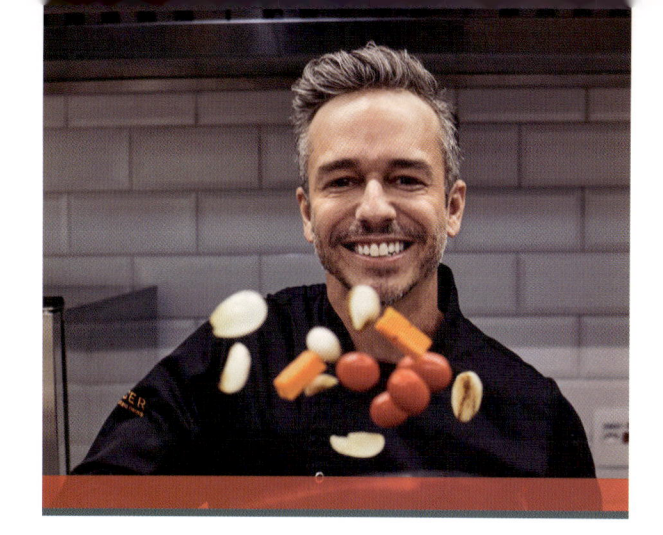

Sopa-creme de abóbora com creme azedo

Ingredientes

1 abóbora japonesa sem casca cortada em cubos

Azeite a gosto

1 litro de caldo de frango ou legumes

1 cebola picada

Creme de leite fresco

Limão

Sal, pimenta-do-reino, tomilho, louro, alho, salsinha, cravo a gosto

Modo de preparo

1. Aqueça 1 litro de caldo de frango ou legumes e reserve.
2. Refogue a cebola picada no azeite em fogo médio por 2 minutos até ficar transparente. Coloque os cubos de abóbora e mexa-os até dourar por mais 5 minutos.
3. Acrescente o caldo até cobrir a abóbora e coloque um buquê ou um *sachet d'épice*. Para fazer um buquê, pegue tomilho, louro e amarre-os com um barbante; para fazer um *sachet d'épice*, coloque em saquinho um alho amassado, ramos de tomilho, louro, talos de salsinha, um cravo e pimenta-do-reino.
4. Quando a abóbora estiver macia, coloque-as no liquidificador e bata. Retire o buquê ou o *sachet* da panela e despeje o caldo aos poucos no liquidificador até virar um creme.
5. Retorne o creme para a panela e corrija a pimenta-do-reino e o sal.
6. Sirva a sopa-creme em vasilhas individuais e, para finalizar, coloque sobre a sopa o creme azedo*.

* Para fazer o creme azedo: numa vasilha bata um pouco de creme de leite com sal, pimenta-do-reino e limão a gosto até emulsionar e virar um creme.

Crème brûlée de doce de leite

Ingredientes

500 g de creme de leite fresco

6 gemas

300 g de doce de leite

1 colher (chá) de baunilha

½ de xícara de açúcar refinado

Açúcar mascavo a gosto

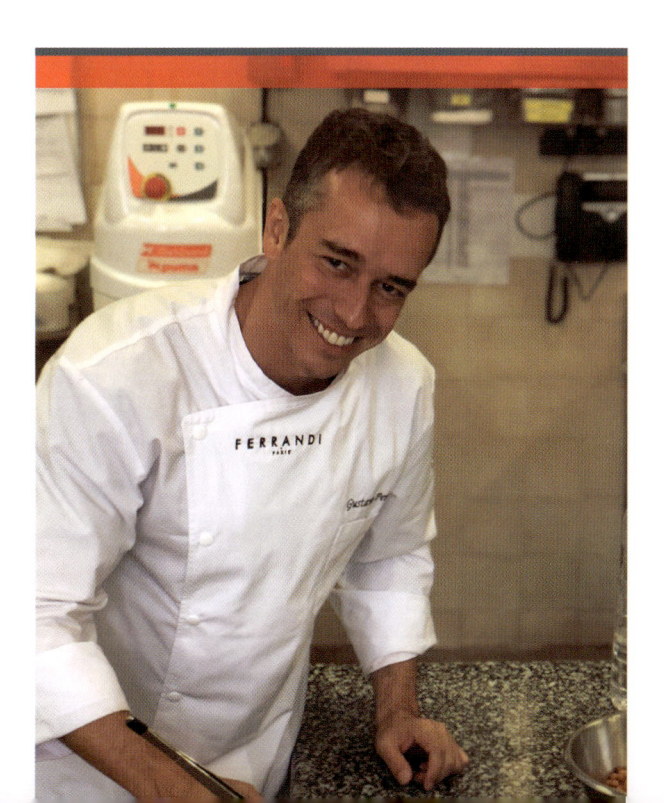

Modo de preparo

1. Ferva o creme de leite e acrescente a baunilha e o doce de leite, mexendo até que tudo fique consistente. Tampe a panela e deixe descansar por cerca de 10 minutos ou até esfriar.
2. Bata as gemas com o açúcar refinado na batedeira até que a mistura fique branca.
3. Misture os dois cremes com um batedor de arame e coloque em *ramequins*.
4. Leve ao forno a 140 °C em banho-maria por 40 a 45 minutos. Deixe esfriar por 10 minutos e leve à geladeira por 1 hora.
5. Para finalizar, polvilhe o creme com açúcar mascavo e caramelize-o com o maçarico. Aguarde 30 segundos e sirva.

Papillote de robalo com purê de banana-da-terra e molho de hortaliças

Ingredientes

Robalo

2 tranches de robalo (cerca de 200 g cada)
1/2 xícara (chá) de tomate *sweet grape*
1 cebola roxa
1 limão siciliano
1/4 de xícara (chá) de vinho branco
Azeite a gosto
Sal e pimenta-do-reino moída na hora a gosto
Papel-alumínio para fazer os *papillotes*

Molho

1 maço de salsinha
1 maço de espinafre
1 maço de coentro
1 maço de cebolinha
1 cebola
4 colheres (sopa) de azeite
2 dentes de alho
1 colher (chá) de alcaparra
Sal, se necessário
Suco de 1 limão

Purê de banana-da-terra

6 bananas-da-terra maduras
½ cebola
2 colheres (sopa) de manteiga
Suco de 1 limão
½ xícara (chá) de água
Sal e pimenta-do-reino moída na hora a gosto

Modo de preparo

Robalo

1. Preaqueça o forno a 180 °C (temperatura média).
2. Faça o pré-preparo: lave e seque os tomates e o limão; corte os tomates ao meio; corte duas rodelas finas do limão e reserve o restante para servir; corte a cebola ao meio e descasque-a, mantendo a raiz para as camadas permanecem unidas, só então corte cada metade em três gomos.
3. Corte uma folha de papel-alumínio de cerca de 40 cm de comprimento e coloque sobre um prato fundo, com a parte brilhante para cima. Regue com 1 colher (chá) de azeite, junte a metade dos tomates e dos gomos de cebola. Tempere com sal e pimenta-do-reino a gosto.

4. Tempere a tranche de robalo com sal. Coloque uma rodela de limão sobre o peixe, regue com mais 1 colher (chá) de azeite e 2 colheres (sopa) do vinho branco.
5. Leve o *papillote* ao forno por 15 minutos.

Molho

1. Salteie as folhas de espinafre em azeite quente. Reserve.
2. Pique todas as hortaliças, o alho, a cebola, a alcaparra e o espinafre.
3. Misture tudo, tempere com limão e, se necessário, com sal.
4. Sirva frio em cima do peixe.

Purê de banana

1. Descasque e corte as bananas em rodelas de 1 cm, transfira para uma tigela, regue com o caldo do limão e reserve. Descasque e pique a cebola.
2. Leve uma panela média com a manteiga ao fogo baixo. Quando derreter, acrescente a cebola, tempere com uma pitada de sal e refogue por 2 minutos, até murchar. Junte as bananas (com o caldo de limão) e misture bem.
3. Regue com a água, tempere com sal e pimenta, tampe a panela e deixe cozinhar em fogo baixo por 5 minutos, mexendo de vez em quando até as bananas ficarem bem macias. O tempo de cozimento das bananas pode variar, se a banana estiver menos madura, mais firme, coloque mais água e deixe cozinhar mais um pouquinho.
4. Desligue o fogo e, com o *mixer*, bata as bananas na própria panela até formar um purê bem liso e cremoso. Se preferir uma textura mais rústica, amasse as bananas com a colher de pau.

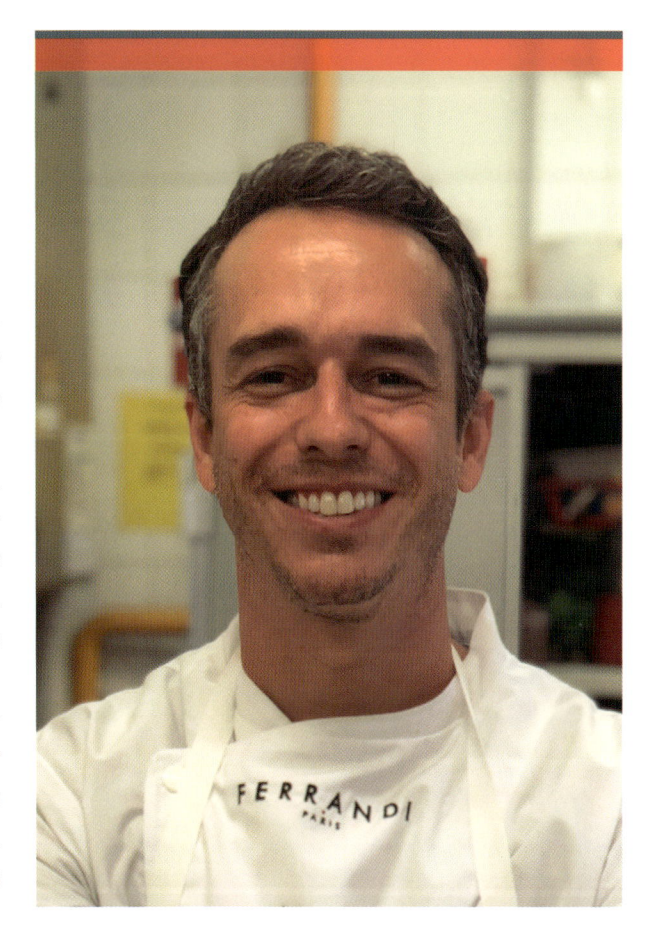

Pudim Partager

Ingredientes

- 200 g de leite condensado
- 100 g de gema de ovo
- 100 g de leite integral
- 100 g de creme de leite fresco
- 30 g de leite em pó
- Açúcar refinado (para o caramelo)

Modo de preparo

1. Preparar o caramelo para forrar a forma, sendo 70 g de caramelo para uma forma pequena ou 130 g de caramelo para uma forma grande.
2. Misturar todos os ingredientes do pudim em um *bowl* fundo e misturar com um *fouet*.
3. Peneirar e despejar na forma com o caramelo ao fundo.
4. Assar em banho-maria na temperatura de 160 ºC por uma hora.

O biografado gostaria de registrar os seus agradecimentos às seguintes pessoas:

"Minha família mineira e a família que eu escolhi em São Paulo, que abraçaram todos os meus sonhos e me ajudaram a chegar até aqui.

Minha avó Aydil que me mimou com todos os sabores na infância que um neto poderia sonhar.

Meus amigos e clientes que sempre apoiaram todas as decisões que tomei, e embarcaram nessa deliciosa viagem gastronômica que se tornou minha vida.

Minha equipe que ousou sonhar grande comigo e participar dessa cozinha criativa chamada Partager.

Meu muito obrigado a cada um de vocês."

CHEF GUSTAVO PEREIRA

REFERÊNCIAS

Livros

BERCHOUX, Joseph. *A gastronomia ou os prazeres da meza.* Poema em 4 cantos. Tradução de Manoel Joaquim da Silva Porto. Porto: Typographia Commerical Portuense, 1842. Disponível em: https://archive.org/details/gastronomieouosp00bercuoft/page/n5/mode/2up. Acesso em: 14 ago. 2022.

COZINHEIRO nacional ou collecção das melhores receitas das cozinhas brasileira e européas. Rio de Janeiro: Garnier, 186-.

GRIMOD DE LA REYNIÈRE, A. B. L. *Almanach des gourmands, servant de guide dans les moyens de faire excellente chère.* Vol. 7. Paris: Chez Maradan, 1810.

MONTET, Pierre. *O Egito no tempo de Ramsés.* São Paulo: Companhia das Letras, 1989. (Coleção *A Vida Cotidiana*).

R. C. M. *Cozinheiro imperial ou nova arte do cozinheiro e do copeiro em todos os seus ramos.* Rio de Janeiro: Laemmert, 1887. Disponível em: https://digital.bbm.usp.br/handle/bbm/3828. Acesso em: 14 ago. 2022.

SOARES, Carmem. *Arquéstrato, iguarias do mundo grego.* Guia Gastronómico do Mediterrâneo Antigo. Coimbra: Imprensa da Universidade de Coimbra, 2016. Disponível em: https://digitalis-dsp.uc.pt/bitstream/10316.2/39608/8/Arquestrato.preview.pdf. Acesso em: 14 ago. 2022.

Artigos, reportagens e estudos acadêmicos

A HISTÓRIA do feijão nosso de cada dia. *Sociedade Vegetariana Brasileira*, São Paulo, 5 out. 2020. Disponível em: https://www.svb.org.br/2604-a-historia-do-feijao-nosso-de-cada-dia. Acesso em: 14 ago. 2022.

A HISTÓRIA do vinho no Brasil. *Associação Brasileira de Enologia*, Bento Gonçalves, c2017. Disponível em: https://www.enologia.org.br/curiosidade/a-historia-do-vinho-no-brasil. Acesso em: 14 ago. 2022.

BARBOSA, Edson. *A história do vinho*: a bebida que foi além das civilizações. *Vinitude*, Rio de Janeiro, c2017. Disponível em: https://www.clubedosvinhos.com.br/historia-do-vinho/. Acesso em: 14 ago. 2022.

FAQs: sandwiches. *Food Timelime*, [*s. l.*], c2000. Disponível em: https://www.foodtimeline.org/foodsandwiches.html. Acesso em: 14 ago. 2022.

GUADAÑO, Marta F. Kitchen Club abre en Chile. *Gastroeconomy*, Madri, 26 jun. 2014. Disponível em: https://www.gastroeconomy.com/2014/06/kitchen-club-abre-en-chile/. Acesso em: 14 ago. 2022.

MARCO Polo levou o macarrão para a Itália. *Superinteressante*, São Paulo, 25 fev. 2011. Disponível em: https://super.abril.com.br/historia/marco-polo-levou-o-macarrao-para-a-italia/. Acesso em: 14 ago. 2022.

QUINDIM nasceu em Portugal e ganhou nome africano. *Gshow*, Salvador, 8 nov. 2016. Disponível em: http://gshow.globo.com/Rede-Bahia/Aprovado/noticia/2016/11/quindim-nasceu-em-portugal-e-ganhou-nome--africano.html. Acesso em: 14 ago. 2022.

RICE'S origen point to China, genoma researchers conclude. *Science Daily*, Nova York, 3 maio 2011. Disponível em: https://www.sciencedaily.com/releases/2011/05/110502151357.htm. Acesso em: 14 ago. 2022.

RODRIGUES, Alessandro P. *Apício, De Re Coquinaria I-III*: Introdução, tradução e notas. 2010. Trabalho de Conclusão de Curso (Bacharelado em Letras) – Departamento de Letras Clássicas e Vernáculas, Universidade Federal do Rio Grande do Sul, Porto Alegre, 2010. Disponível em: https://www.lume.ufrgs.br/handle/10183/29146. Acesso em: 14 ago. 2022.

SAIBA mais sobre a influência africana na comida brasileira. *Portal EBC*, Brasília, DF, 23 mar. 2016. Disponível em: https://memoria.ebc.com.br/infantil/voce-sabia/2016/03/saiba-mais-sobre-influencia-africana-na-comida-brasileira. Acesso em: 14 ago. 2022.

SCOTT, Andrew C. When did humans discover fire? The Answer depends on what you mean by "discover". *Time*, Califórnia, 1 jun. 2918. Disponível em: https://time.com/5295907/discover-fire/. Acesso em: 14 ago. 2022.

SOUSA, Ivan S. F. de; FERREIRA, Calos M. Aspectos histórico-culturais do arroz e do feijão na sociedade brasileira. In: FERREIRA, Carlos M.; BARRIGOSSI, José A. F. *Arroz e feijão*: tradição e segurança alimentar. Brasília, DF: Embrapa, 2021. Disponível em: https://ainfo.cnptia.embrapa.br/digital/bitstream/item/226025/1/cap3-2021.pdf. Acesso em: 14 ago. 2022.

TSOLAKIDOU, Stella. Archestratus, the ancient Greek gourmand on the secrets of gastronomy. *Greek Reporter*, [*s. l.*], 6 jul. 2021. Disponível em: https://greekreporter.com/2021/07/06/archestratus-and-the-secrets-of-ancient-greek-gastronomy/. Acesso em: 14 ago. 2022.

Websites

FERRANDI. Disponível em: https://www.ferrandi-paris.com/. Acesso em: 14 ago. 2022.

KITCHEN CLUB. Disponível em: https://www.kitchenclub.es/es/. Acesso em: 14 ago. 2022.

LE CORDON BLEU. Disponível em: https://www.cordonbleu.edu/paris/accueil/fr. Acesso em: 14 ago. 2022.

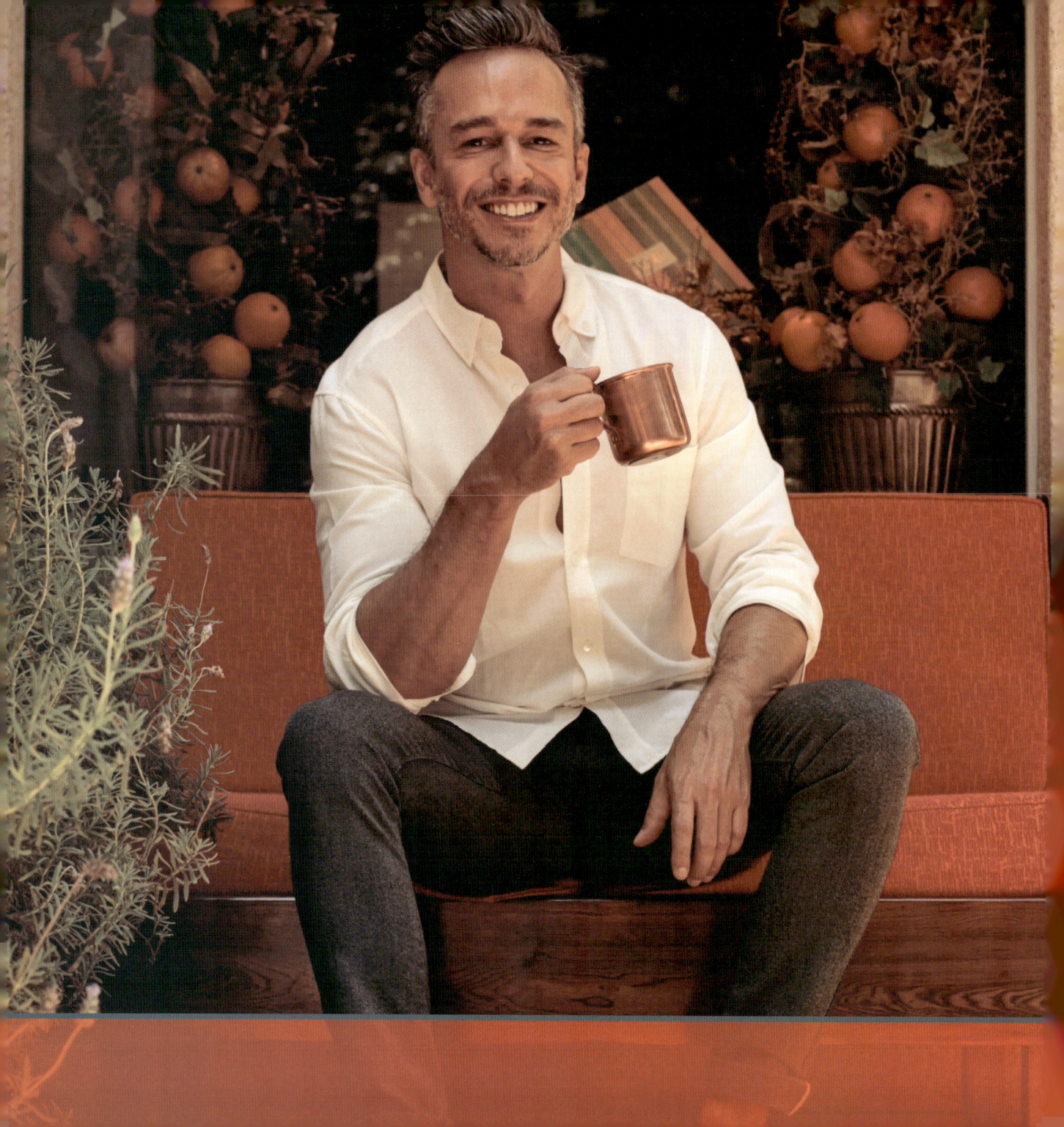

Foto: Higor Bastos

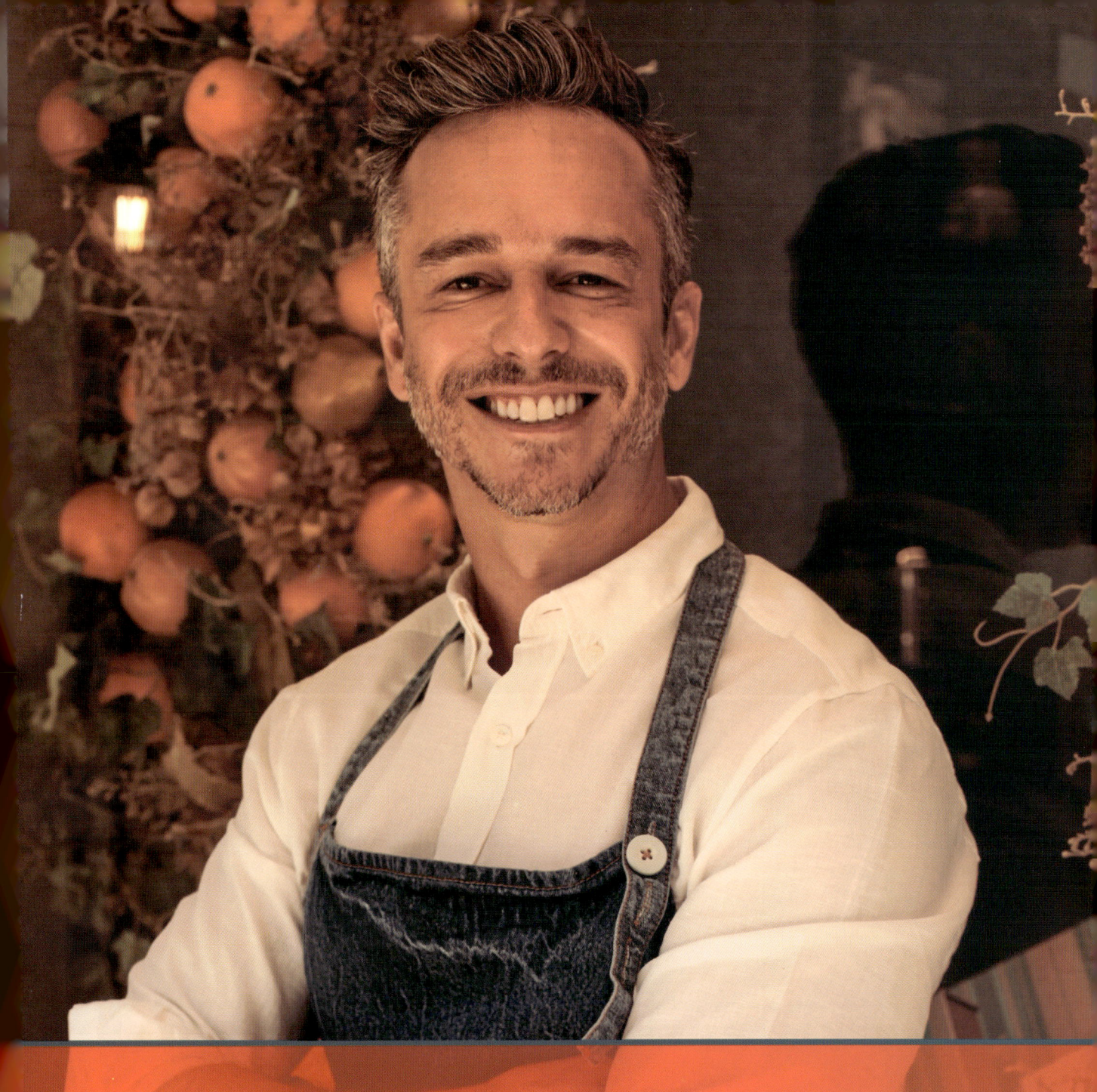

Foto: Higor Bastos

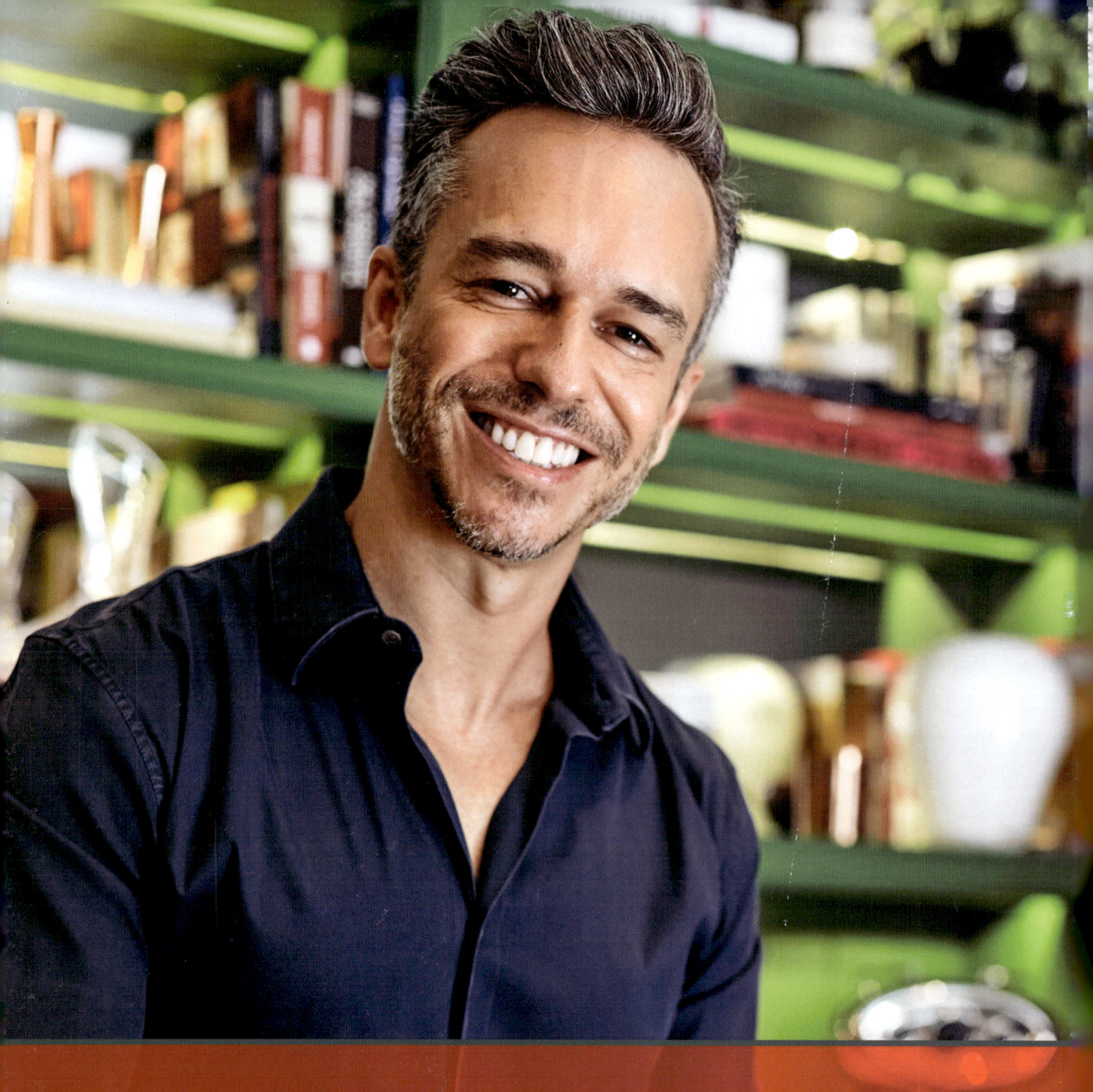